Langsame Fahrt voraus – die Kunst ethischen Reflektierens

Im Berufsalltag von Therapeuten/Therapeutinnen, Sozialarbeiterinnen, Pflegenden, Ärzten/Ärztinnen und auch in der Begleitung durch Ehrenamtliche im Klinikbesuchsdienst, der Telefonseelsorge oder der Hospizarbeit tauchen immer wieder ethische Fragen und Probleme in der Behandlung, Betreuung und Beratung auf. In solchen Situationen gilt es, mit allen Beteiligten und wenn möglich auch mit den Betroffenen innezuhalten, um gemeinsam über Werte wie Würde, Respekt gegenüber der Selbstbestimmung, Verantwortung, Ehrlichkeit, Schweigepflicht und anderes mehr nachzudenken: Ist das, was wir hier und jetzt tun, gut für die betroffenen Menschen?

Ethisches Denken hat dabei zwei Ziele: die bessere Versorgung der Patienten/Patientinnen und Klientinnen/Klienten sowie die Unterstützung der Begleiter/-innen in ihrem Tun. Ethik im Gesundheitssystem sagt nicht, was das Gute in der jeweiligen Situation ist, sondern gibt den Handelnden Kriterien an die Hand, wie etwas als gut beurteilt werden kann. In ethischen Fallbesprechungen geht es zum Beispiel immer um die Reflexion, das Nachdenken und die Begründung von Werten im Hinblick auf mögliche Handlungen.

Menschen in schwerer Krankheit, in Krisen, Leid und Trauer sind in ihrer Angewiesenheit auf die Unterstützung und Hilfe anderer besonders vulnerabel. Daher sollten alle beteiligten Haupt- und Ehrenamtlichen ihre Angebote und ihr Handeln ihnen gegenüber immer wieder ethisch reflektieren, um sie in ihrer Abhängigkeit nicht »zu überfahren«, sie nicht auszunutzen oder sich gar an ihnen zu bereichern.

Die (Be-)Handelnden haben Verantwortung gegenüber den ihnen anvertrauten leidenden Menschen. Im Wort »Verantwortung« steckt »Antwort« – alle diese verschiedenen Professionen und freiwilligen Helferinnen und Helfer wollen auf die Not ihrer Mitmenschen eine Antwort finden, sie nicht allein lassen in den Krisen, insbesondere am Ende des Lebens oder in der Trauer. Sie fühlen sich solidarisch und sollten das für die Begleitung und Behandlung notwendige Wissen haben – dennoch gibt es immer wieder Situationen, in denen sie an ihre Grenzen kommen. Und wie begegnet die ehrenamtliche Begleiterin grenzüberschreitendem Verhalten in der Interaktion? Wie schaffen wir als Behandelnde die Balance zwischen Verantwortung wahrnehmen und Autonomie erhalten?

Die Werte des kranken, leidenden Menschen sind immer zu respektieren und seine Würde und Autonomie zu achten. Leidenden keinen zusätzlichen Schaden zuzufügen, sollte zwar selbstverständlich sein, und doch kennt jeder Gegenbeispiele. Besondere ethische Herausforderungen ergeben sich im Hinblick auf Gerechtigkeit bei der Verteilung von Ressourcen bei Menschen aus anderen Kulturkreisen mit anderen Wertsystemen, bei Schwerstkranken, deren Hoffnung es zu unterstützen gilt ohne sinnlose und belastende Behandlungsversuche, sowie bei der Beachtung der Wünsche Sterbender.

Der leidende Mitmensch ist sicher keine Summation von erbrachten Leistungen und kein »Mittel« zur Steigerung von Erlösen, er darf nicht auf das Monetäre reduziert werden. Ethik im Umgang mit Menschen (die uns Behandler, Therapeuten und Begleiter anvertraut sind) ist immer eine Frage der Haltung, Kommunikation und Reflexionskultur. Laut Aristoteles betreiben wir Ethik nicht, um zu wissen, was gutes Handeln ist, sondern um gut zu handeln.

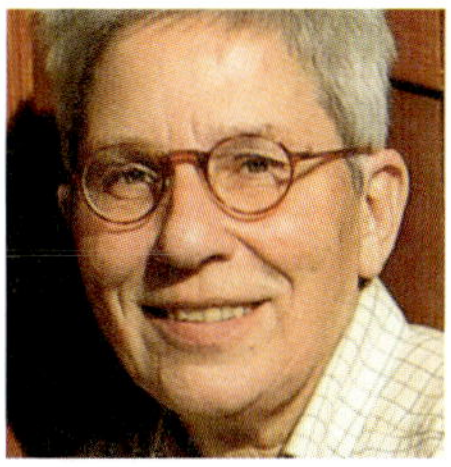

Margit Schröer

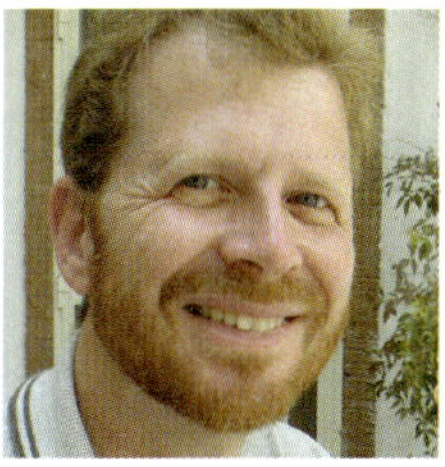

Lukas Radbruch

Leidfaden, Heft 1 / 2019, S. 1, © Vandenhoeck & Ruprecht GmbH & Co. KG, Göttingen, 2019, ISSN 2192-1202

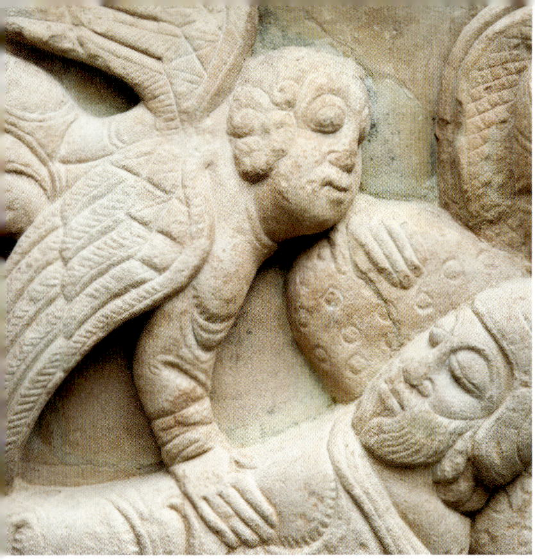

22 Lukas Radbruch | Palliative Sedierung: eine medizinische Intervention am Lebensende

Inhalt

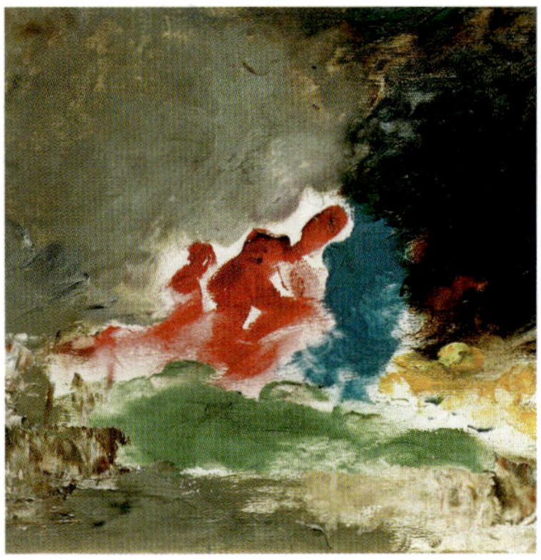

33 Fanny Dethloff | Ehrenamtliche zwischen Anspruch und Wirklichkeit

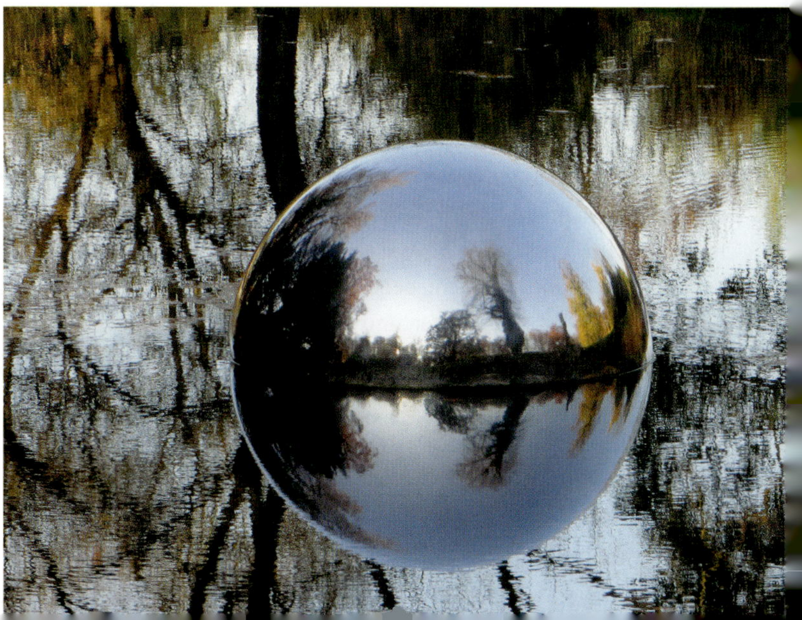

38 Urs Münch und Heidi Müller | Normen, Werte und Leitlinien in der Arbeit mit Trauernden – eine Annäherung

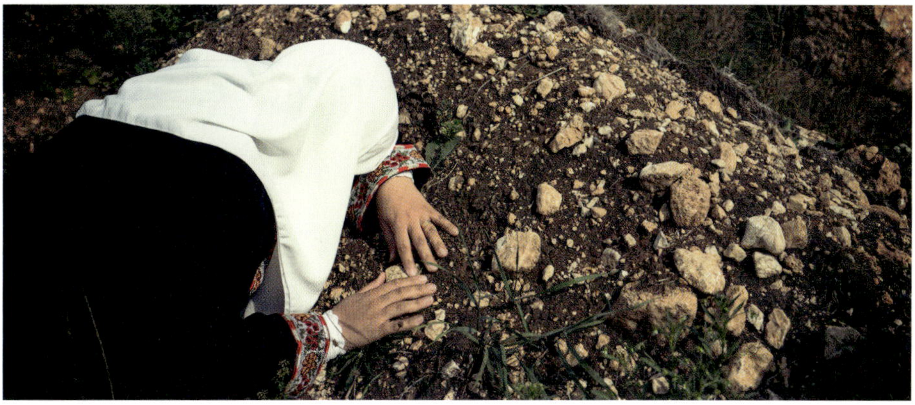

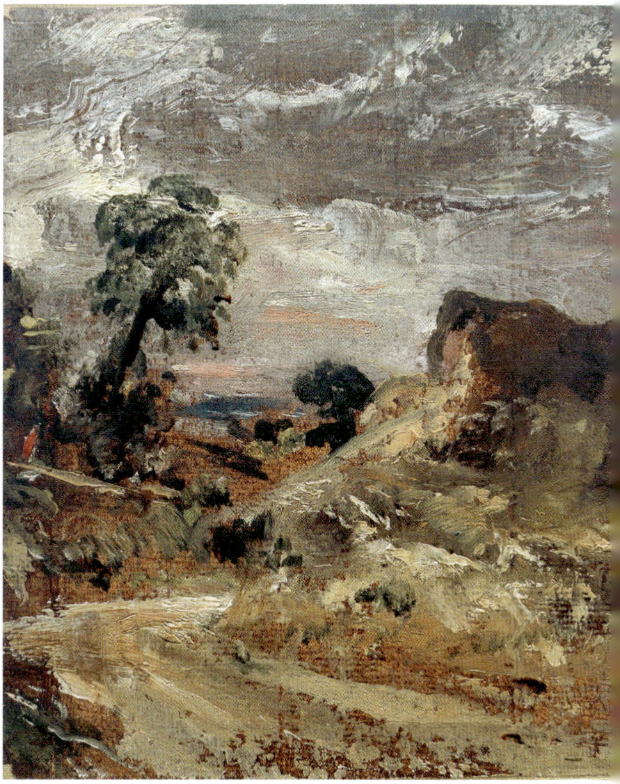

Moral und Ethik

Birgit Jaspers und Frank Peusquens

Ethik (von griechisch *ta ethika* = die Sittenlehre) ist eine philosophische Disziplin (Schmidt 1982, S. 170). Sie versteht sich als Reflexion über Bedingungen, Prinzipien und Ziele menschlich-gesellschaftlichen Handelns. Der Begriff ist nicht zu verwechseln mit Ethos, das mehrere Bedeutungen hat: der gewohnte Ort des Lebens, der Inbegriff der Üblichkeiten und Gewohnheiten (auch *mores,* latinisch: Sitten) und letztlich Einstellungen und Haltungen, der persönliche Charakter (Höffe 2002, S. 30 f.). Die Begriffe »Moral« und »Ethik« werden häufig synonym benutzt, was zu Verwirrungen führt. Im engeren Sinne bezeichnet Moral den Inbegriff der in einer Gesellschaft gültigen Normen und Werte, Ethik die wissenschaftliche Reflexion darüber.

Menschen verfügen über eine sogenannte moralische Intuition, nach der sie oft ihre Entscheidungen für oder gegen Handlungen treffen. Die moralische Intuition fußt auf der Sozialisation und auf internalisierten Werten und Moralvorstellungen, die von vielen, aber nicht allen Kulturen geteilt werden. Hierzu gehören etwa das Tötungsverbot, das Folterverbot, das Verletzungsverbot, das Lügenverbot, das Hilfsgebot in Notlagen, das Fairnessgebot sowie die Tugenden (und damit positiven Bewertungen von) Klugheit, Stärke, Besonnenheit, Gerechtigkeit, Friedfertigkeit oder Hilfsbereitschaft (von der Pfordten 2010, S. 11).

Für die reflektierte Auseinandersetzung mit Handlungsentscheidungen bedarf es der Grundkenntnis von Theorien der normativen Ethik. Diese haben zum Gegenstand, Kriterien für gutes und schlechtes Handeln, die Bewertung der Motive für Handlungen und deren Folgen aufzustellen. Jedoch gibt es eine Vielzahl ethischer Theorien und Ansätze. In offenen, pluralistischen Gesellschaften

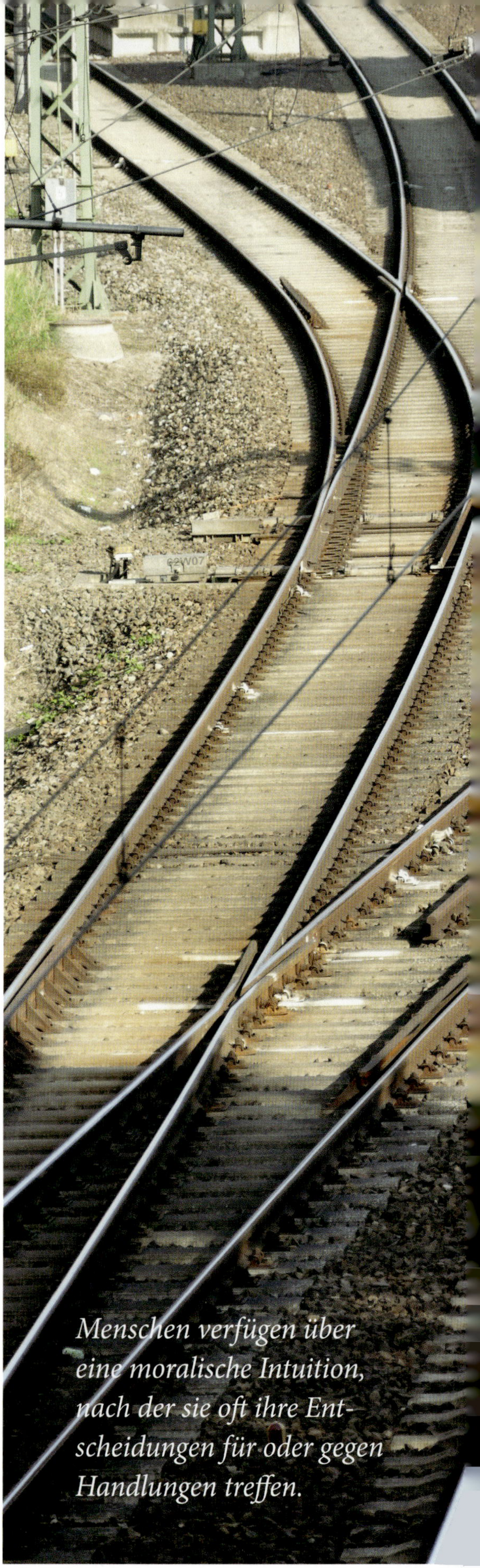

Menschen verfügen über eine moralische Intuition, nach der sie oft ihre Entscheidungen für oder gegen Handlungen treffen.

Leidfaden, Heft 1 / 2019, S. 4–8, © Vandenhoeck & Ruprecht GmbH & Co. KG, Göttingen, 2019, ISSN 2192-1202

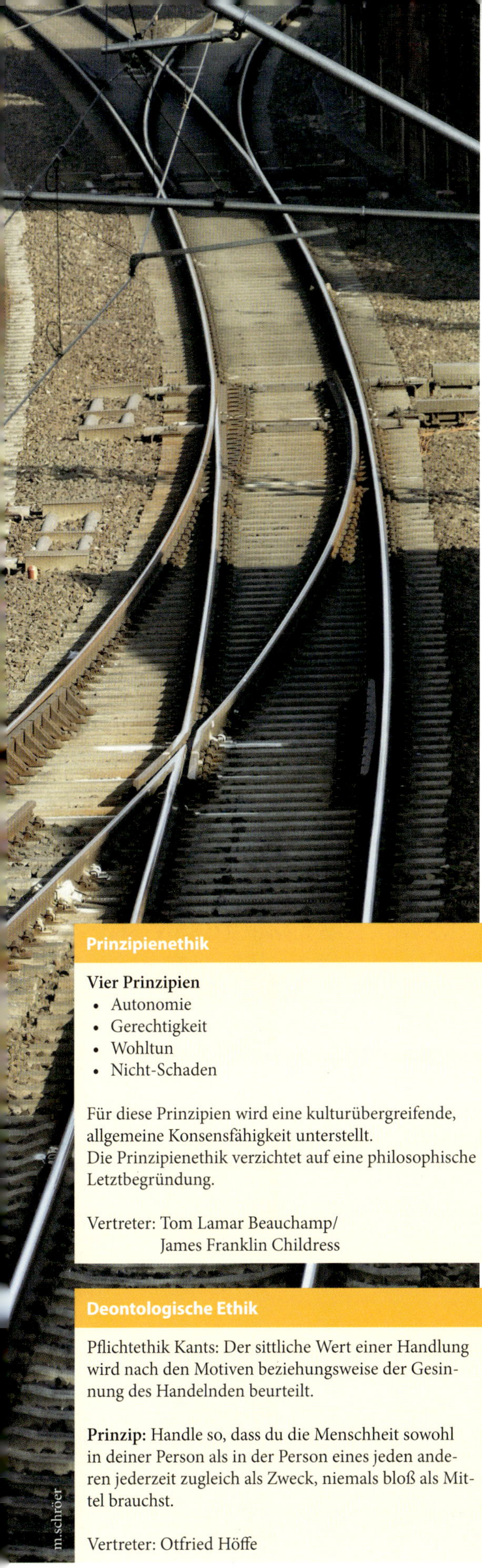

m.schröer

ist die Vermittlung von unterschiedlichen Ansätzen der Ethik in der Bildungspolitik verankert. Im Privat- wie im Berufsleben, im gesellschaftlichen und menschlichen Miteinander erfährt jede/r Einzelne, dass – basierend auf unterschiedlichen moralischen Überzeugungen – immer auch anders entschieden und gehandelt werden kann.

Ethische Modelle zur Entscheidungsfindung im Gesundheitssystem

Um in der Praxis moralische Entscheidungen für den Einzelfall zu treffen, die auf einer konsistenten Argumentation beruhen, können verschiedene Ansätze genutzt werden.

I. Top-down-Ansätze

Von einem (abstrakten) ethischen Prinzip ausgehend werden die konkreten Einzelfälle entschieden.

Prinzipienethik

Vier Prinzipien
- Autonomie
- Gerechtigkeit
- Wohltun
- Nicht-Schaden

Für diese Prinzipien wird eine kulturübergreifende, allgemeine Konsensfähigkeit unterstellt.
Die Prinzipienethik verzichtet auf eine philosophische Letztbegründung.

Vertreter: Tom Lamar Beauchamp/
James Franklin Childress

Konsequenzialismus

Der sittliche Wert einer Handlung bestimmt sich *ausschließlich* von ihren Folgen her. Hierzu zählen auch die unbeabsichtigten, aber absehbaren Folgen (Nebenfolgen).

Prinzip: Diejenige Handlung ist moralisch richtig, deren Folgen für das Wohlergehen aller Betroffenen optimal sind.

Vertreter: Jeremy Bentham/Peter Singer

Deontologische Ethik

Pflichtethik Kants: Der sittliche Wert einer Handlung wird nach den Motiven beziehungsweise der Gesinnung des Handelnden beurteilt.

Prinzip: Handle so, dass du die Menschheit sowohl in deiner Person als in der Person eines jeden anderen jederzeit zugleich als Zweck, niemals bloß als Mittel brauchst.

Vertreter: Otfried Höffe

Diskursethik

Prinzip: In einem herrschaftsfrei geführten Diskurs sollen alle, die von Entscheidungen betroffen sind (auch zukünftig Betroffene), zu einer rational begründeten und allgemein zustimmungsfähigen Lösung von Konflikten kommen können.

Vertreter: Jürgen Habermas

Jedoch sind die verschiedenen Ansätze nicht so kontrastierend, wie sie in dieser schematischen Übersicht teilweise zu sein scheinen. Auch der Utilitarismus (Konsequenzialismus) kennt einen nicht mehr relativierbaren Zweck, nämlich die Verpflichtung auf das kollektive Wohl, und hat damit ein deontologisches Element. Die Deontologie lässt Folgen nicht völlig unberücksichtigt und verlangt bei bestimmten Problemkonstellationen Güterabwägungen. »Das für ihn [Kant] selbstverständliche Hilfsgebot lässt sich ohne Überlegungen, wie man denn erfolgreich hilft, gar nicht erfüllen (…) Wer in einen reißenden Strom springt, um einen Ertrinkenden zu retten, muss sich vorab überlegen, ob die Rettungschancen überwiegen oder ob sein heroischer Sprung nicht aussichtslos ist und in letzter Konsequenz die Opferzahl auf zwei verdoppeln wird« (Höffe 2002, S. 43 f.).

Die Prinzipienethik von Beauchamp und Childress ist dem Utilitarismus verhaftet. Das Prinzip der Autonomie bezieht sich daher nicht auf die deontologische »Selbstgesetzgebung des Willens« und lässt, anders als in der kantischen oder auch der christlichen Ethik, nicht das Argument eines unbedingten Tötungs- beziehungsweise Selbsttötungsverbots zu. Es bezieht sich vielmehr auf den Respekt vor der faktischen Autonomie des Patienten oder der Patientin, das heißt die Möglichkeit und das Recht der Selbstbestimmung in Hinblick auf Behandlung und Versorgung wie in den durchaus kontrovers diskutierten Konzepten des Shared-Decision-Making, der Informierten Zustimmung oder der Zustimmung des rechtlichen Patientenvertreters. Zunehmend spielt bei diesen Konzepten statt der Illusion von Gesprächen auf Augenhöhe auch Vertrauen eine Rolle. In der Arzt-Patient-Beziehung ist Vertrauen ein wichtiges Element und von intrinsischer wie auch instrumenteller Bedeutung. Intrinsisch heißt hier: Vertrauen gibt der konkreten, interpersonellen Arzt-Patient-Beziehung Sinn, Relevanz und Substanz. Auf instrumenteller Ebene ist Vertrauen (sowohl in konkrete Personen als auch in das von Personen, die man nicht kennt, repräsentierte System) die Basis, auf der der Laie sich dem Experten, dessen Welt er letztlich nicht versteht, anheimgibt. Der Experte hingegen nimmt auf dieser Grundlage Handlungen am Laien vor, die über dessen Leben und Sterben entscheidend sein können, er rät ihm, bestimmte Handlungen zu unternehmen oder zuzulassen (Nauck und Jaspers 2011).

Die Diskursethik wird kontrovers diskutiert. So weist etwa Ernst Tugendhat (1993, S. 161–176) auf Inkonsistenzen der Diskurstheorie hin, zum Beispiel dass sie Kriterien für den idealen Diskurs aufstellt, die im Praktischen nicht umsetzbar sind. Er folgert deshalb radikal: »Die Annahme, dass konkrete moralische Fragen durch einen realen Diskurs entschieden werden oder gar sollen, erscheint nicht nur unbegründet, sondern auch abwegig« (S. 171).

II. Bottom-up-Ansätze

Care-Ethik	Kasuistik	Tugendethik
Die Fürsorge-Ethik geht auf moralische Ansprüche und Fragen der Verantwortung ein, die sich aus den vielfältigen Beziehungssituationen zwischen Menschen ergeben. Ein Mensch erfährt konkret die Bedürftigkeit eines anderen Menschen und reagiert darauf mit Anteilnahme (Sich-Sorgen).	Die Kasuistik stützt sich nicht auf allgemeine ethische Prinzipien, um ethische Entscheidungskonflikte zu lösen; sie bezieht sich vielmehr auf vergleichbar gelagerte Fallkonstellationen. Für die ethische Fallanalyse muss der Kontext berücksichtigt werden.	Die Tugendethik grenzt sich kritisch von den normativen Ethiken ab. Sie geht von der These aus, dass die innere, sittliche Grundhaltung des Menschen (Tugenden) ausreiche, um situationsangemessen Handeln zu können. Starre Regel- und Pflichtkataloge werden abgelehnt.
Vertreter: Carol Gilligan	Vertreter: Albert R. Jonsen	Vertreter: Edmund D. Pellegrino

Aus der Analyse des konkreten Einzelfalls werden normative Regeln für den jeweilig zu entscheidenden Fall entwickelt. Die kurz vorgestellten kontextsensitiven Ethiken grenzen sich gegenüber den Prinzipientheorien ab, denen sie vorwerfen, dem konkreten Einzelfall nicht gerecht werden zu können.

Die Care- und die Tugendethik erleben zurzeit eine Renaissance in den ethischen Diskussionen im Gesundheitssystem. Mit diesen Ansätzen können, so der Anspruch, verschiedene normative Überzeugungen (zum Beispiel eines Krankenhausträgers, gegebenenfalls des behandelnden Teams und eines dort zu behandelnden Patienten) in der Entscheidungsfindung angemessen gewürdigt werden. Aber gerade deswegen besteht auch die Gefahr, auf ein übergeordnetes, sinnstiftendes Gerüst zu verzichten und damit in einen Relativismus zu verfallen, der das Vertrauen auf der Systemebene untergraben kann.

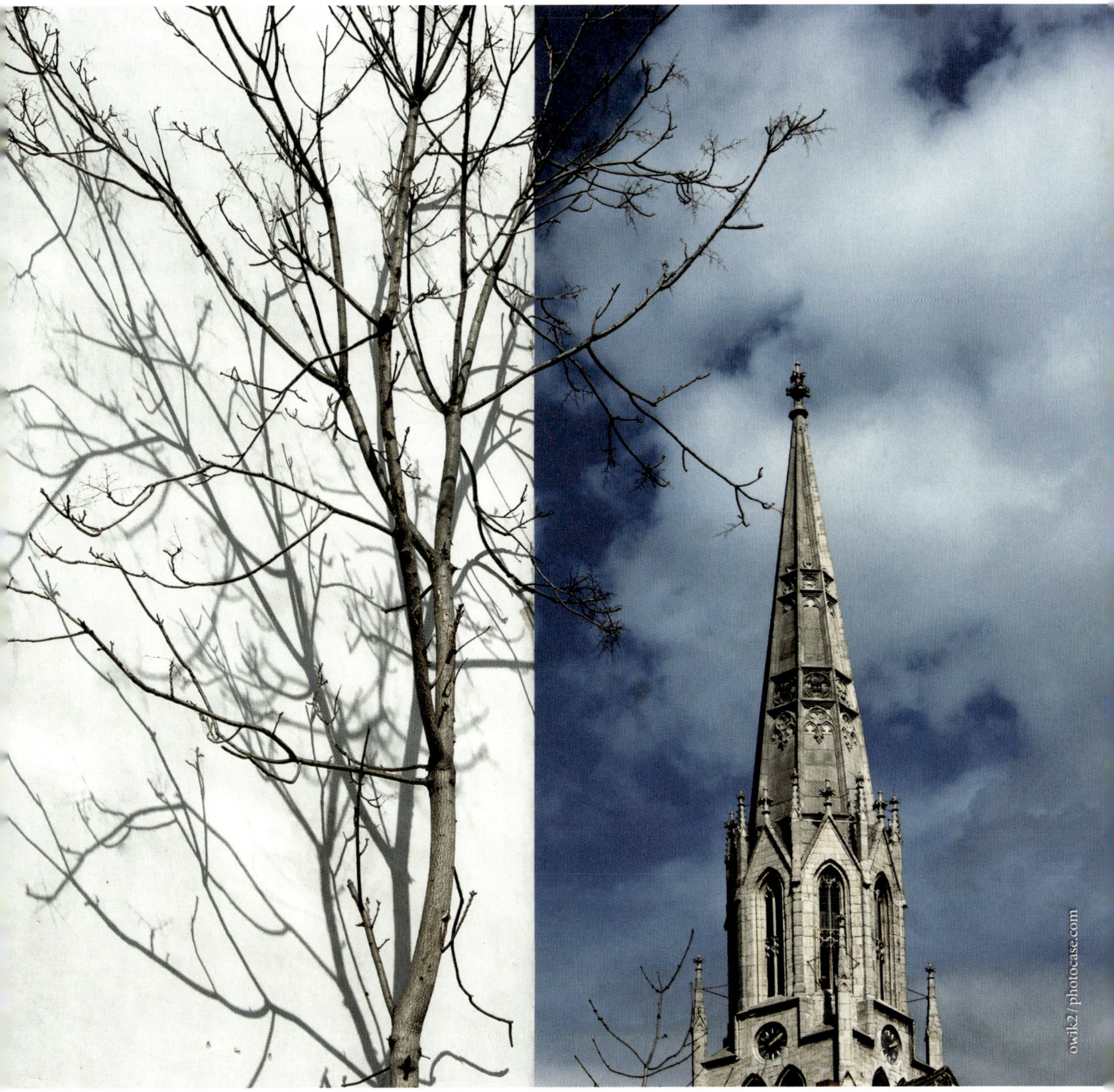

owik2 / photocase.com

Kein Gesundheitssystem ist ohne Moral

Gesundheitssysteme beruhen schon organisatorisch auf moralischen Entscheidungen bezüglich der Finanzierungsstrukturen, Allokation der Ressourcen, Indikationsstellung, Zugang zur Versorgung und vieles mehr, die gegebenenfalls durch die Gesetzgebung (mit-)geregelt sind. Weiterhin sollen Berufskodizes, Richtlinien, Leitlinien, Grundsätze und Stellungnahmen verschiedener Akteure (Berufs- und andere Verbände, Bundesärztekammer, medizinische und andere Fachgesellschafen, Institutionen von Versorgungsanbietern, Kirchen etc.) bei einer ethischen Positionierung die Moral in der Versorgungspraxis (mit-)steuern. Dies bedeutet, dass in der Gesundheitsversorgung gewisse Einschränkungen nicht nur für den praktischen, sondern auch für den moralischen Entscheidungsradius des/der Einzelnen bestehen. Abweichungen hiervon können zwar vorgenommen werden, werden aber in der Regel negativ sanktioniert.

Zwar bedeuten moralische Vorschriften einerseits Sicherheit für Patienten/Patientinnen und Behandler/-innen vor einem beliebigen Vorgehen; andererseits stellen sie eine Herausforderung dar, da zugleich gefordert wird, für Patientinnen und Patienten die jeweils individuell angemessene und gewünschte Behandlung und Begleitung zu wählen. Zudem sind in Entscheidungssituationen verschiedene Prinzipien oder verschiedene Werte in Bezug auf ein Vorgehen gegeneinander abzuwägen. Wie dies geschehen soll und wie man eine Priorisierung von Werten vornehmen kann, wird aber in der Ausbildung zu den Gesundheitsberufen nur selten gelehrt.

Allerdings zeugt die Tatsache, dass sich viele Organisationen, Institutionen und Berufsverbände einen Code of Ethics, ethische Selbstverpflichtungen, geben, davon, dass die Arbeit in der Gesundheitsversorgung nicht bloß ein technisches Unterfangen ist, sondern immer auch eine moralische Dimension hat.

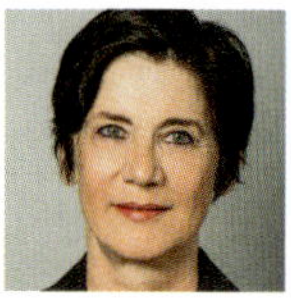

Dr. **Birgit Jaspers** ist Philosophin, Germanistin und Medizinwissenschaftlerin. Sie arbeitet in der palliativmedizinischen Forschung und Lehre an den Universitäten Bonn und Göttingen. Schwerpunkte sind ethische und medizinethische Fragestellungen, internationale Projekte zur Qualitätssicherung in der Palliativversorgung und Arbeiten für politische Gremien.

E-Mail: Birgit.Jaspers@ukbonn.de

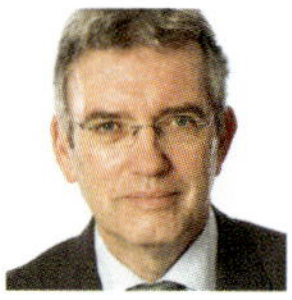

Frank Peusquens M. A. ist Klinischer Ethiker. Er leitet die Geschäftsstelle des Klinischen Ethikkomitees der Uniklinikеn Bonn und ist Dozent im Fach Klinische Ethik. Weiterhin unterstützt er die Arbeit des Palliativen Konsildienstes der Unikliniken Bonn mit seiner ethischen Expertise. Darüber hinaus berät er auf Wunsch Patientinnen und Patienten bei der Erstellung von Vorsorgedokumenten.

E-Mail: Frank.Peusquens@ukbonn.de

Literatur

Beauchamp, T. L.; Childress, J. F. (2001). Principles of biomedical ethics. 5. Auflage. Oxford.

Höffe, O. (2002). Medizin ohne Ethik? Frankfurt a. M.

Nauck, F.; Jaspers, B. (2011). Patientenverfügung als vertrauensbildende Maßnahme. In: Höver, G.; Baranzke, H.; Schaeffer, A. (Hrsg.) (2011). Sterbebegleitung: Vertrauenssache. Herausforderungen einer person- und bedürfnisorientierten Begleitung am Lebensende. Würzburg.

Schmidt, H. (1982). Philosophisches Wörterbuch. Neu bearbeitet von Georg Schischkoff. 21. Auflage. Stuttgart.

Tugendhat, E. (1993). Vorlesungen über Ethik. Achte Vorlesung: Die Diskursethik. Frankfurt a. M.

von der Pfordten, D. (2010). Normative Ethik. Berlin.

Das Klinische Ethikkomitee als Organisationsform im Krankenhaus

Frank Peusquens

Die Medizin ist eine wertbezogene beziehungsweise normativ geprägte Wissenschaft[1]. Ethische Aspekte sind integraler Bestandteil medizinischer Praxis; sie sind ihr eigentümlich (Beckmann 2009) und können auf eine lange Tradition zurückverweisen. Ärztliche und pflegerische Tätigkeit sieht sich immer schon bestimmt durch Grundsätze eines beruflichen Ethos, wie zum Beispiel die Gebote, dem Patienten oder der Patientin keinen Schaden zuzufügen und sein oder ihr Wohlwollen zu befördern. Hiervon zeugen eine Vielzahl ethischer Kodifizierungen und selbstverpflichtender Eidesformeln in der Medizin, die seit der Antike in verschiedenen Kulturen formuliert wurden.[2]

Wenn die These zutrifft, dass ärztliches und pflegerisches Handeln unaufhebbar durch den normativen Rahmen eines spezifischen Berufsethos geprägt sind, wozu bedarf es dann einer eigens zu etablierenden Medizinethik und in der Folge institutioneller Formen der Ethikberatung wie zum Beispiel eines Ethikkomitees? Die Gründe hierfür sind vielfältig und eng mit der Entwicklung der modernen, stark naturwissenschaftlich geprägten Medizin verbunden (Dörries 2010).

Mit dem Auftreten der modernen Medizin im ausgehenden 18. Jahrhundert ging auch eine Neubestimmung des Verhältnisses von Medizin und Ethik einher. Bis dahin reichte es für den behandelnden Arzt bei auftretenden ethischen Konflikten im Arzt-Patient-Verhältnis aus, sich zur ethischen Urteilsfindung auf Kriterien zu stützen, die in seinem ärztlichen Ethos begründet waren. Erst mit den rasanten Fortschritten in der Diagnostik, der Spezialisierung und Institutionalisierung medizinischer Profession und den zunehmenden Eingriffsmöglichkeiten der Medizin sowie einer Pluralität moralischer Standpunkte wurden die Entscheidungssituationen so komplex, dass die klassische tugendethische Reflexion, die im ethischen »Nahbereich« der Arzt-Patient-Beziehung weiterhin ihre Gültigkeit hat, hier sehr schnell an ihre Grenzen stieß.

Für die moderne Medizin braucht es eine spezielle, ihre Probleme bearbeitende »Ethik (...), weil sie mit neuen, sogar grundlegend neuartigen Entscheidungsaufgaben konfrontiert« (Höffe 2002, S. 15) ist, die eine besondere ethische Expertise erfordern. Hierzu zählen neben der Etablierung des Fachs Ethik in der Medizin als eigenständiger philosophischer Bereichsethik auch die Einrichtung unterschiedlicher Typen der Ethikberatung in der Institution Krankenhaus.

Eine besondere Herausforderung dabei ist es, klinische Ethikberatung in die Institution Krankenhaus zu integrieren, ethischer Reflexion dort einen Raum zu gewähren, wo zunehmend ökonomische Denkweisen das Selbstverständnis ärztlicher Praxis als konkrete Ausformung selbstbestimmten Handels bedrohen. Der Prozess der Implementierung von ethischer Beratung in der Klinik vollzieht sich also nicht ohne interne Widerstände. Ethik in der Klinik wird vielfach als »Stachel im Fleisch« der Organisation wahrgenommen, weil sie gewohnte Abläufe, Handlungsroutinen und hierarchisch geprägte Entscheidungsprozesse kritisch befragt und dezidiert Standpunkte bezieht zu aktuellen gesellschaftlichen Entwicklungen im Gesundheitswesen.

Ziel der klinischen Ethikberatung im weitesten Verständnis ist es, ethische Konflikte zu erkennen, zu analysieren und die behandelnden

Leidfaden, Heft 1 / 2019, S. 9–15, © Vandenhoeck & Ruprecht GmbH & Co. KG, Göttingen, 2019, ISSN 2192-1202

Teams bei ihrer Entscheidungsfindung in der klinischen Praxis zu unterstützen.

Formen der klinischen Ethikberatung/ Strukturen ethischer Beratung und Urteilsbildung in der Organisation Krankenhaus

In den 1990er Jahren hat sich an deutschen Kliniken ein breites Spektrum ethischer Beratung mit unterschiedlichen Modellen ausgebildet. Hierzu griff man in einer ersten Orientierung auf bereits vorliegende und in der Praxis erprobte Modelle klinischer Ethikberatung zurück, wie sie in amerikanischen Kliniken etabliert waren, und passte sie an die eigenen Gegebenheiten und rechtlichen Vorgaben an (Bruns 2012).

Verbindliche Standards für die Formen der Ethikberatung an Kliniken sind vom Gesetzgeber noch nicht etabliert. Hauptsächlich stützen sich die bundesdeutschen Kliniken auf folgende Ansätze/Typen der Ethikberatung[3]:

Das Moderatorensystem

Hierbei übernimmt ein speziell geschulter Moderator, der entweder Mitarbeiter des Klinikums ist oder extern beauftragt wird, die Leitung des ethischen Konsils. Ein für die Moderation des ethischen Konsils ausgearbeiteter Fragebogen dient dem Moderator als strukturierender »Leitfaden« für den ethischen Beratungsprozess. Von der Beratung wird ein Protokoll erstellt, das dem behandelnden Team als Orientierung für den Entscheidungsprozess dient. Die Fragebögen sind nicht standardisiert und differieren je nach präferierter ethischer Grundlagenposition und methodischem Ansatz.

Das Expertenmodell

Ausgangspunkt dieses Ansatzes ist ein aktueller ethischer Konflikt aus der klinischen Praxis, der dem Ethikkomitee des Klinikums von der jeweiligen Station in Form einer Akte zur Beratung vorgelegt wird. Das Gremium berät den Fall intern, sozusagen hinter »verschlossenen Türen«, und übermittelt der anfragenden Station ihr Beratungsergebnis in Schriftform. Eine aktive Beteiligung von Repräsentanten des behandelnden Teams oder des Patienten und seiner An- oder Zugehörigen im Beratungsprozess sieht dieses Modell nicht vor.

Die Prozessorientierte Ethikberatung

Für das Prozessmodell ethischer Beratung ist charakteristisch, dass nach der Anfrage der Station über das klinikinterne Informationssystem und

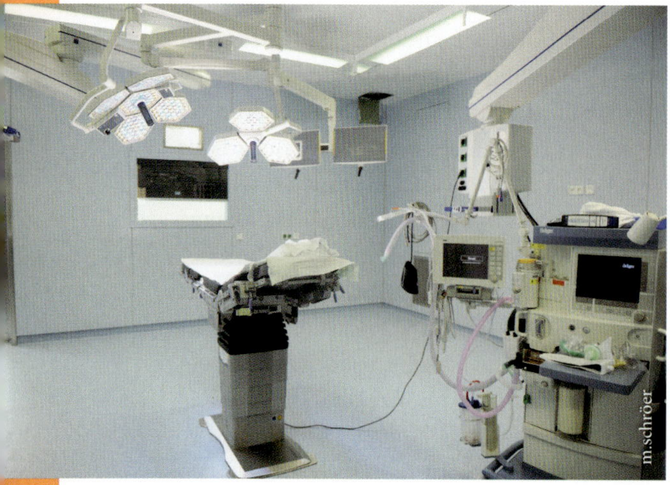

Eine besondere Herausforderung ist es, klinische Ethikberatung in die Institution Krankenhaus zu integrieren, ethischer Reflexion dort einen Raum zu gewähren, wo zunehmend ökonomische Denkweisen das Selbstverständnis ärztlicher Praxis bedrohen.

der Festlegung eines Termins mehrere Mitglieder des Klinischen Ethikkomitees auf die Station zur Beratung entsandt werden. In einem mehrschrittig gegliederten Gespräch, an dem Mitglieder des behandelnden Teams, die Angehörigen des Patienten sowie, soweit möglich, der Patient selbst oder sein Vertreter teilnehmen, wird versucht Lösungsoptionen für die konkrete Entscheidungssituation zu entwickeln. Die letztliche Entscheidung trifft das behandelnde Team. Der Vorsitzende des Klinischen Ethikkomitees moderiert das Konsil, von dessen Verlauf ein Protokoll erstellt und der Station zugeleitet wird.

Die Ethische Visite

Eine noch neue und in der Erprobung stehende Form der Beratung ist die Ethische Visite. Hierbei ist der Ethikberater in den Arbeitsablauf der Station integriert und kann unmittelbar während oder nach der Visite seine ethische Einschätzung zu aktuell behandelten Patienten dem behandelnden Team übermitteln (vgl. Richter 2010).

Normative Grundlagen Klinischer Ethikberatung

Nur angedeutet werden kann hier die wichtige Frage, welche ethische Theorie der Arbeit eines Klinischen Ethikkomitees zugrunde liegen soll. Das Spektrum möglicher ethischer Theorien ist breit; es reicht von prinzipientheoretischen Ansätzen bis hin zu sogenannten partikularistischen Medizinethiken, die im Extremfall jeden Bezug auf ethische Prinzipien bei der moralischen Urteilsbildung grundsätzlich ablehnen (vgl. hierzu den Artikel von Birgit Jaspers und Frank Peusquens in diesem Heft, S. 4 ff.). Letztlich ist dieser fortwährende Grundlagenstreit in der Medizinethik ein Reflex auf die in der Geschichte der Philosophie immer wieder lebhaft entbrannte Diskussion zwischen Partikularisten und Universalisten in der allgemeinen Ethik[4] (Beckmann 2009).

Ein Fallbeispiel aus der Arbeit eines Klinischen Ethikkomitees

Ein Einblick in die Praxis ethischer und kultursensibler Beratung durch ein Ethikkomitee sei am Fall einer muslimischen Patientin verdeutlicht, die an einem akuten Pankreaskarzinom litt und kaum Deutsch sprach. Die besondere Herausforderung für das behandelnde Team bestand in einer schriftlichen Anweisung der türkischstämmigen Patientin. In diesem Schriftstück forderte sie zweierlei: Erstens sei vom behandelnden Team zu respektieren, dass in ihrer Gegenwart nicht über Tod, Sterben und ihre wahre Diagnose gesprochen werden dürfe. Zur Begründung dieses Wunsches verwies sie auf »psychische Gründe«, ohne diese näher zu erläutern. Zweitens hatte die Patientin ihre Kinder bevollmächtigt, in ihrem Namen medizinische Entscheidungen zu treffen; auch erforderliche Übersetzungen bei Aufklärungsgesprächen sollten ausschließlich von den Bevollmächtigten der Patientin vorgenommen werden dürfen.

Eine medizinische Intervention gestaltete sich unter diesen Vorgaben schwierig, weil ein elektiver Eingriff, aber auch die gesamte weitere Behandlungsplanung eine Grundaufklärung der Patientin über ihre bestehende Grunderkrankung und die Chancen und Risiken einer Therapie zwingend voraussetzte. Diese lehnte die Patientin jedoch strikt ab.

Ein kurativer Ansatz wurde vom behandelnden Team nicht verfolgt. Die Behandlungsplanung des ärztlichen Teams sah vor, dass, ergänzend zu einem anstehenden Stentwechsel, zur Symptomlinderung eine palliative Chemotherapie angeboten werden sollte, deren Nebenwirkungen in einer Nutzen-Risiko-Abwägung als gering eingestuft wurden. Neben einer Verbesserung der Lebensqualität der Patientin erhoffte man von der Therapie möglicherweise auch eine deutliche Verlängerung ihrer Lebenserwartung von wenigen Wochen (ohne Therapie) auf mehrere Monate (mit Chemotherapie).

Für das behandelnde Team stellte sich die Frage, ob eine weitere Behandlung der Patientin ohne eine vorausgehende, grundlegende Aufklärung über ihren aktuellen klinischen Zustand ethisch und rechtlich zulässig sei und wenn ja, wie das weitere Vorgehen ihr gegenüber gestaltet werden sollte, ohne das Vertrauen der Patientin zu verlieren und ihr grundgesetzlich geschütztes Selbstbestimmungsrecht zu wahren.

Im ersten Teil des ethischen Konsils, in dem die Patientin und ihre Angehörigen nicht anwesend waren, wurden folgende Handlungsoptionen entwickelt und intensiv von den Konsilteilnehmern und -teilnehmerinnen diskutiert:

- Eine Aufklärung gegen den erklärten Willen der Patientin: Neben einer gröblichen Missachtung des Selbstbestimmungsrechts der Patientin und ihres Rechts auf Nichtwissen sahen die Konsilteilnehmer die Gefahr, dass durch dieses Vorgehen ein grundlegender Vertrauensbruch zwischen ihr, ihren Angehörigen und dem behandelnden Team entstünde. Eine Compliance der Patientin bezüglich der empfohlenen Therapie wäre dann nicht mehr zu erwarten.
- Sollte die Patientin selbst die Grundaufklärung über therapeutische Maßnahmen und deren Konsequenzen mit Hinweis auf ihr Recht auf Nichtwissen ablehnen, bestünde für das Behandlungsteam keine rechtliche Legitimation mehr für einen elektiven Eingriff. Die Möglichkeiten für weitere Therapieangebote wären damit sehr eingeschränkt, die Weiterbehandlung in der Abteilung damit wenig sinnvoll.
- Eine fortgesetzte Täuschung der Patientin über ihre wahre Diagnose, um eine Therapie durchzuführen: Diese Option entsprach dem von den Angehörigen vorgetragenen Wunsch, wurde aber aus grundsätzlichen ethischen Überlegungen verworfen.
- Im behandelnden Team sollte eine Sprachregelung entwickelt werden mit einer möglichst realistischen Umschreibung des Krankheitsbildes: Auch wenn die Diagnose des Pankreaskarzinoms nicht explizit genannt wird, könnte eine Kommunikation über die Schwere der Erkrankung und die möglichen Konsequenzen eines Therapieverzichts eventuell mit einer anderen Terminologie gelingen. Hierzu sollte auf die von den Familienangehörigen benutzte Formulierung, es handle sich bei ihrer Erkrankung um eine »bösartige Zyste der Bauchspeicheldrüse«, zurückgegriffen werden.

Im zweiten Teil des ethischen Konsils, dass unter Beteiligung der Patientin und ihrer Angehörigen stattfand, gab die Patientin bei der Erwähnung des Stichworts »Chemotherapie« auf Deutsch und Türkisch zu verstehen, dass sie eine solche Therapie nicht wünsche. Den anstehenden Stentwechsel befürwortete sie. Laut Übersetzung der Tochter begründet sie die Ablehnung der Chemotherapie mit der Angst vor schwerwiegenden Nebenwirkungen. Die Tochter berichtete weiter, dass sie bereits mehrfach ihrer Mutter gegenüber erwähnt hatte, dass sie an einer bösartigen Zyste leide, die nur durch eine Chemotherapie behandelt werden könne. Ihre Mutter habe eine solche Chemotherapie bisher immer abgelehnt. Zudem sei es ihr dringlicher Wunsch, sie möglichst rasch nach Hause in ihr gewohntes Umfeld zu entlassen.

Nach der kritischen Diskussion der im Ethikkonsil entwickelten Handlungsoptionen und dem anschließenden Gespräch mit der Patientin, in dem sie deutlich ihre Behandlungswünsche artikulierte, gab das Klinische Ethikkomitee zusammenfassend folgende Empfehlungen an das behandelnde Team, die relevante ethische und rechtliche Aspekte des diskutierten Falls berücksichtigten:

- Die Patientin solle auf ihren Wunsch hin nach Hause entlassen werden.
- Die von den Familienangehörigen gewählte Sprachregelung (»bösartige Zyste der Bauchspeicheldrüse«) könne auch vom Be-

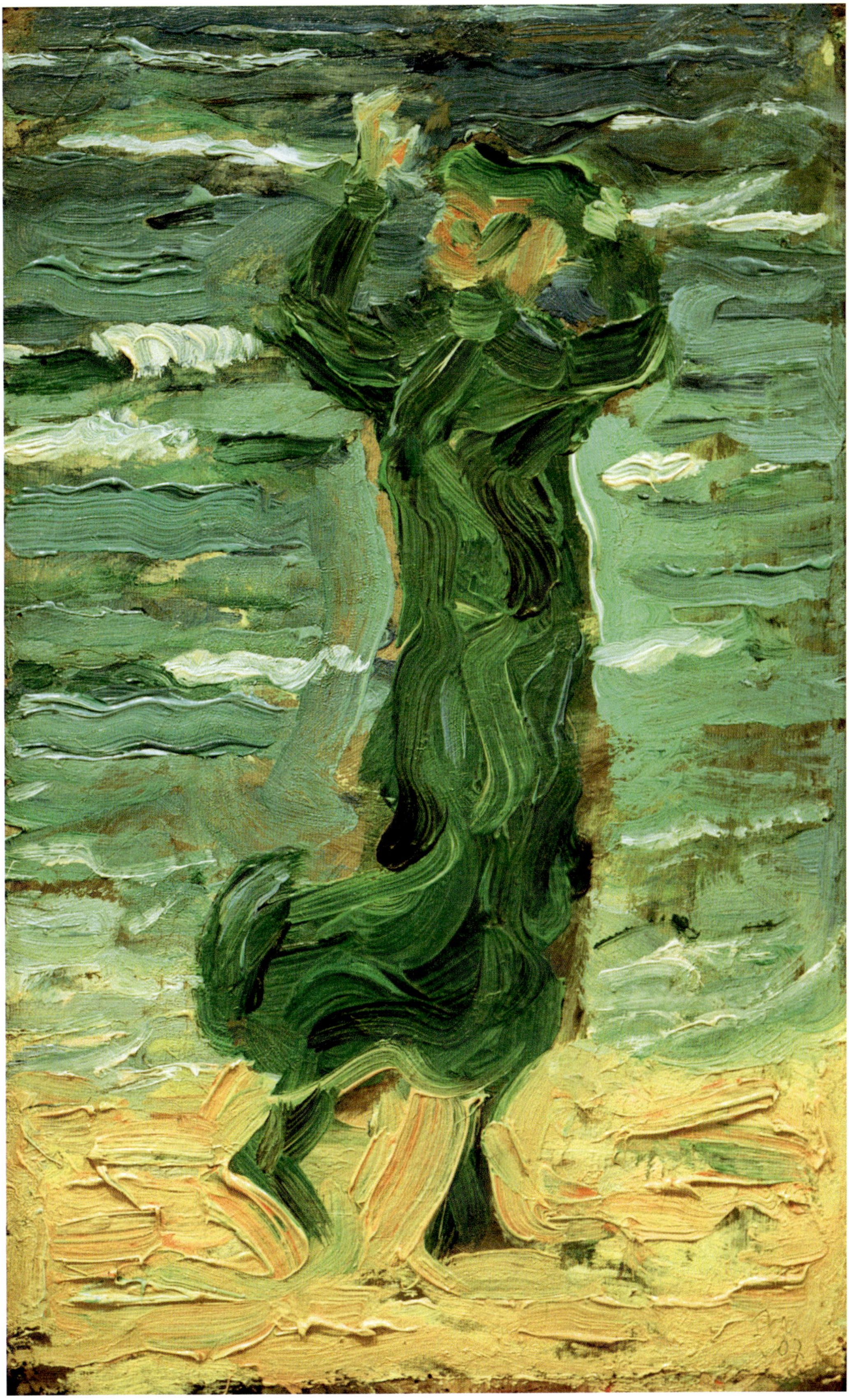

Franz Marc, Frau im Wind am Meer, 1907 / akg-images

handlungsteam genutzt werden, um zum Beispiel die Indikation einer palliativen Chemotherapie zu besprechen. Mit dieser Sprachregelung sei eine verantwortbare Information der Patientin über die Chancen und Risiken der Therapie möglich.

- Es soll ein weiteres Gespräch mit der gesamten Familie über die Abstimmung des zukünftigen Vorgehens geben. Hier wäre es sinnvoll, wenn die Patientin vom behandelnden Team gefragt würde, ob und, wenn ja, in welchem Umfang sie Kenntnis von ihrer Diagnose wünscht. Die Antwort sollte im Detail schriftlich dokumentiert und durch eine Unterschrift der Patientin bestätigt werden, um das behandelnde Team rechtlich abzusichern.

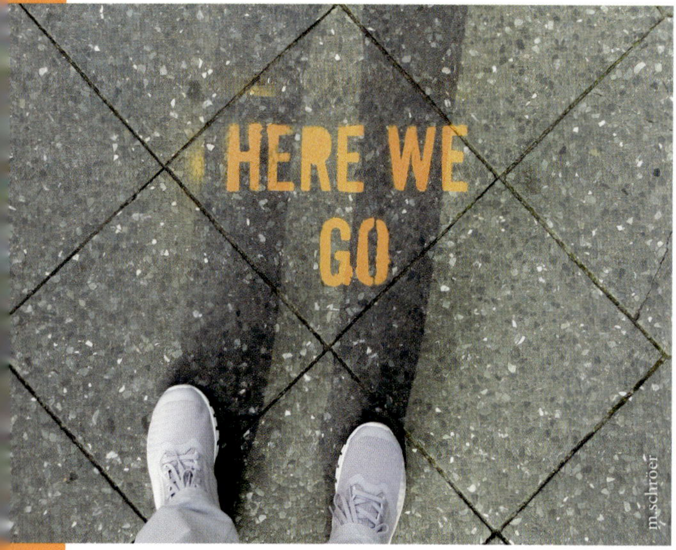

- Im Anschluss an einen ambulanten Beratungstermin in der interdisziplinären Ambulanz für Onkologie, wo die weitere Therapieplanung besprochen und eine erneute Aufklärung der Patientin über die Risiken und die Chancen einer palliativen Chemotherapie angeboten werden soll, besteht für die Patientin die Möglichkeit einer Beratung durch eine Schwester des palliativen Konsildienstes, die fließend Türkisch spricht, über eine palliativmedizinische Weiterversorgung, da bei fortschreitender Erkrankung davon auszugehen ist, dass die Patientin in Kürze eine Dauermedikation, zum Beispiel mit Opioiden zur Schmerztherapie, braucht, und damit zu rechnen ist, dass die Patientin ohne eine angemessene Aufklärung über die Sinnhaftigkeit einer solchen Therapie eine Opioidtherapie ablehnen werde.

Dieser Fall zeigt deutlich, welchen Herausforderungen sich ein Klinisches Ethikkomitee stellen muss, das mit dem Prozessmodell der Beratung arbeitet und seine Beratungsleistung vor Ort in unmittelbarer diskursiver Arbeit mit allen am Fall Beteiligten erbringt. Hinzu kommt, dass mit der ethischen Beratung das Ziel verfolgt wurde, einerseits dem Wohlergehen der Patientin und ihrer kulturellen Identität gerecht zu werden, andererseits aber auch die berechtigten Bedenken des behandelnden Teams zu berücksichtigen, ob in dieser konkreten Situation überhaupt eine Handlungsweise die hohen Anforderungen an rechtliche und ethische Konformität erfüllt.

Im vorliegenden Fall waren es insbesondere die von kultureller Differenz bestimmten unterschiedlichen Deutungen des Verständnisses von Selbstbestimmung, des Selbstverständnisses von Erkrankung und der Verpflichtung zur Wahrheit, welche die Kommunikation zwischen behandelndem Team und Patientin erschwerten und belasteten.

Der von gegenseitigem Respekt für die unterschiedlichen Werthaltungen geprägte Verlauf der Ethikberatung war für die Teilnehmer und Teilnehmerinnen des behandelnden Teams eine wertvolle Erfahrung, die gezeigt hat, wie, bei aller Differenz im Detail, konstruktiv mit der in unserer Gesellschaft herrschenden Pluralität von kulturellen und religiösen Lebensformen umgegangen werden kann, fern von stereotypen Zuschreibungen und daraus resultierenden Asymmetrien.[5]

Gerade in dem obigen Fall zeigt sich, dass aus verschiedenen kulturellen Bezugspunkten und Wertvorstellungen sehr rasch veritable Konflikte im Bereich medizinischen Handelns entstehen können, wenn die beteiligten Parteien kein Interesse an einer gelingenden Kommunikation zwischen unterschiedlichen Kulturen erkennen lassen und in dogmatischer Starre verharren.

Mitunter lassen sich diese kulturell bedingten Konflikte nicht in einem Kompromiss beilegen, weil die bestehenden Standpunkte zu sehr auf ihrem Recht beharren und es daher zu keiner Annäherung der Positionen kommt.

Fazit

Was lässt sich zur Etablierung ethischer Beratung im Krankenhaus anmerken? Eine Ausweitung der Angebote zur Ethikberatung im klinischen Setting ist bei der Zunahme immer komplexerer Entscheidungssituationen im klinischen Alltag nur konsequent. Die sich hieraus ergebenden Vorteile für behandelnde Teams, Patienten und deren Angehörige liegen auf der Hand.

Zur Sicherung der Beratungsqualität wären verbindliche Anforderungen an die Qualifikationen der Mitglieder des Klinischen Ethikkomitees, wie sie der Arbeitskreis der Akademie für Ethik in der Medizin in seinem Papier formuliert hat, sicherlich zu begrüßen. Ebenso wünschenswert wären verbindliche qualitative Kriterien, nach denen die Ergebnisqualität der durchgeführten Beratungen von den Beteiligten evaluiert wird (Dörries 2010).

Von der Arbeit des Klinischen Ethikkomitees, dies ist durch Studien belegt, geht für die behandelnden Teams bei ihrer Entscheidungsfindung zumindest eine entlastende Wirkung aus.

Vorausgesetzt ist natürlich, dass die behandelnden Teams dem beratenden Gremium Vertrauen schenken und es von der Organisation nicht als institutionelles Feigenblatt instrumentalisiert wird, das im klinischen Alltag keinerlei Präsenz zeigt.

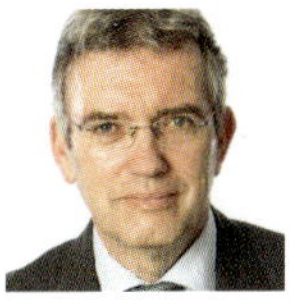

Frank Peusquens M. A. ist Klinischer Ethiker. Er leitet die Geschäftsstelle des Klinischen Ethikkomitees der Unikliniken Bonn und ist Dozent im Fach Klinische Ethik. Weiterhin unterstützt er die Arbeit des Palliativen Konsildienstes der Uniklinken Bonn mit seiner ethischen Expertise. Darüber hinaus berät er auf Wunsch Patientinnen und Patienten bei der Erstellung von Vorsorgedokumenten.

E-Mail: Frank.Peusquens@ukbonn.de

Literatur

Beckmann, J. P. (2009). Ethische Herausforderungen der modernen Medizin. Freiburg/München.

Bruns, F. (2012). Ethikberatung und Ethikkomitees in Deutschland. In: Frewer, A.; Bruns, F.; May, A. T. (Hrsg.), Ethikberatung in der Medizin. Berlin/Heidelberg.

Dörries, A. (2010). Klinische Ethikberatung. Ein Praxisbuch für Krankenhäuser und Einrichtungen der Altenpflege. 2., überarb. und erw. Auflage. Stuttgart: Kohlhammer.

Höffe, O. (2002). Medizin ohne Ethik? Frankfurt a. M.

Lyre, H. (2018). Medizin als Wissenschaft – eine wissenschaftstheoretische Analyse. In: Ringkamp, D.; Wittwer, H. (Hrsg.), Was ist Medizin? Der Begriff der Medizin und seine ethischen Implikationen. Freiburg.

Neitzke, G. (2010). Aufgaben und Modelle von Klinischer Ethikberatung. In: Dörries, A. (Hrsg.), Klinische Ethikberatung. Ein Praxisbuch für Krankenhäuser und Einrichtungen der Altenpflege (S. 56–73). Stuttgart.

Richter, G. (2010). Ethik-Liaisondienst und Ethikvisiten als Modell der Klinischen Ethikberatung. In: Dörries, A. (Hrsg.), Klinische Ethikberatung: Ein Praxisbuch für Krankenhäuser und Einrichtungen der Altenpflege. 2., überarb. und erw. Auflage (S. 56–73). Stuttgart.

Anmerkungen

1 Über den wissenschaftstheoretischen Status der Medizin selbst (ist sie Heilkunst und oder empirische Wissenschaft?) wird kontrovers diskutiert (Lyre 2018, S. 143).
2 Zu den bekanntesten abendländischen Kodizes für Mediziner zählt der hippokratische Eid.
3 Über Formen der Ethikberatung im Detail siehe den Beitrag von Neitzke (2010).
4 Die Kontroverse zwischen den Sophisten und Platon darüber, ob Moral kulturgebunden sei und folglich nur eine eingeschränkte Verbindlichkeit besitze (Standpunkt der partikularistischen Ethik) oder nicht (Standpunkt der universalistischen Ethik), ist eines der ältesten Dokumente dieser Grundsatzstreits in der Ethik.
5 In anders gelagerten Fallkonstellationen können auch unterschiedliche ethische Grundannahmen von behandelndem Team und Patient/Angehörigen mögliche Konfliktfelder sein.

Keine »Ethik to go«

Ambulante Ethikberatung für Therapeuten und Berater

Alfred Simon

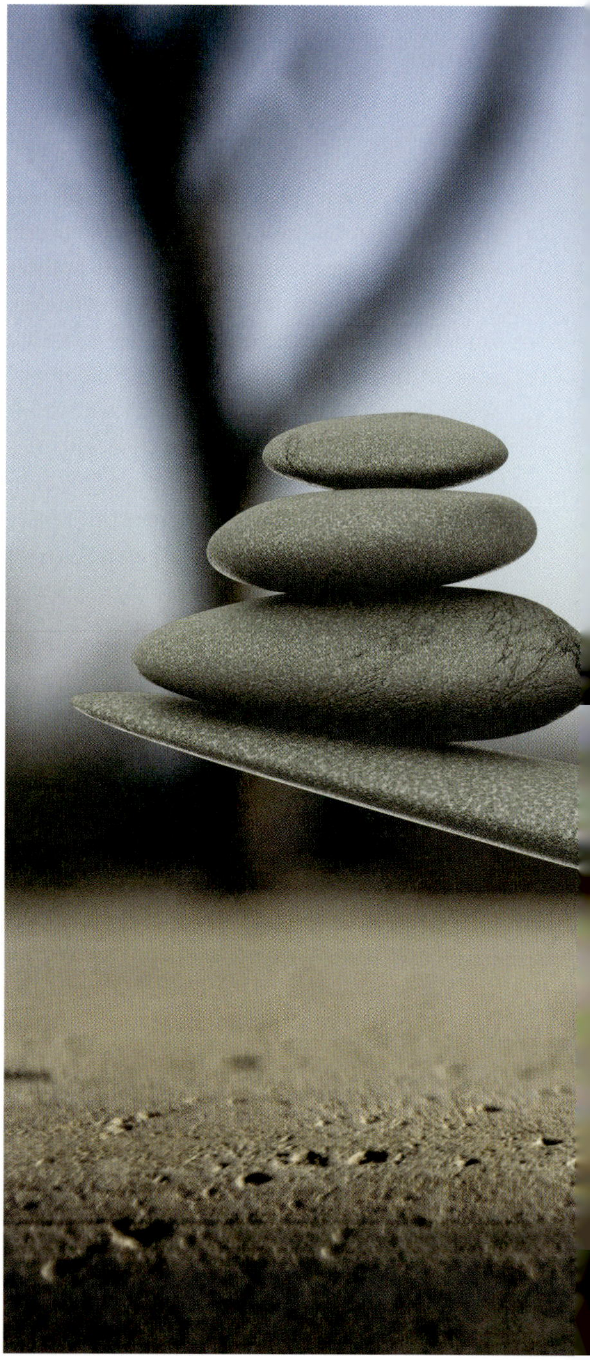

Seit einigen Jahren entwickelt sich ambulante Ethikberatung erfolgreich als Unterstützung für ethische Fragestellungen außerhalb des Krankenhauses. Entsprechende Angebote findet man unter anderem in Pflegeeinrichtungen oder angedockt an bereits bestehenden palliativen Versorgungsstrukturen. Die Themen, die im Rahmen der ambulanten Ethikberatung besprochen werden, haben einen Schwerpunkt bei Fragen der Therapiebegrenzung, reichen jedoch über den Umgang mit Gewalt bis hin zu Fragen der Zulässigkeit freiheitseinschränkender Maßnahmen.

Eine zentrale Aufgabe der ambulanten Ethikberatung ist die Durchführung von ethischen Fallbesprechungen. Diese haben zum Ziel, unter Einbeziehung der verschiedenen Beteiligten (zum Beispiel Patient, Hausärztin, Pflegekräfte, Therapeuten, Angehörige) tragbare Lösungen in ethisch schwierigen oder konflikthaften Entscheidungssituationen zu finden. Mitglieder der ambulanten Ethikberatung unterstützen als Ethikmoderatoren die gemeinsame Entscheidungsfindung, indem sie beispielsweise darauf achten, dass alle Beteiligten mit ihren Anliegen und Wertvorstellungen Gehör finden, oder indem sie zwischen gegensätzlichen Positionen vermitteln. Solche ethischen Fallbesprechungen finden auf Anfrage statt und sind für alle Beteiligten freiwillig. Weitere Aufgaben der ambulanten Ethikberatung sind die Organisation von Fortbildungen zu aktuellen medizin- und pflegeethischen Fragestellungen oder die Erarbeitung von Ethikleitlinien zu wiederkehrenden ethischen Themen.

Ambulante Ethikberatung wird meist auf ehrenamtlicher beziehungsweise unentgeltlicher Basis angeboten. Dies bedeutet aber nicht, dass die Beratung unprofessionell erfolgen würde. Eine von der Akademie für Ethik in der Medizin (AEM) durchgeführten Erhebung ergab, dass der größte Anteil der Ethikberater/-innen speziell als Moderatoren für ethische Fallbesprechungen geschult sind oder grundlegende medizinethi-

Leidfaden, Heft 1 / 2019, S. 16–17, © Vandenhoeck & Ruprecht GmbH & Co. KG, Göttingen, 2019, ISSN 2192-1202

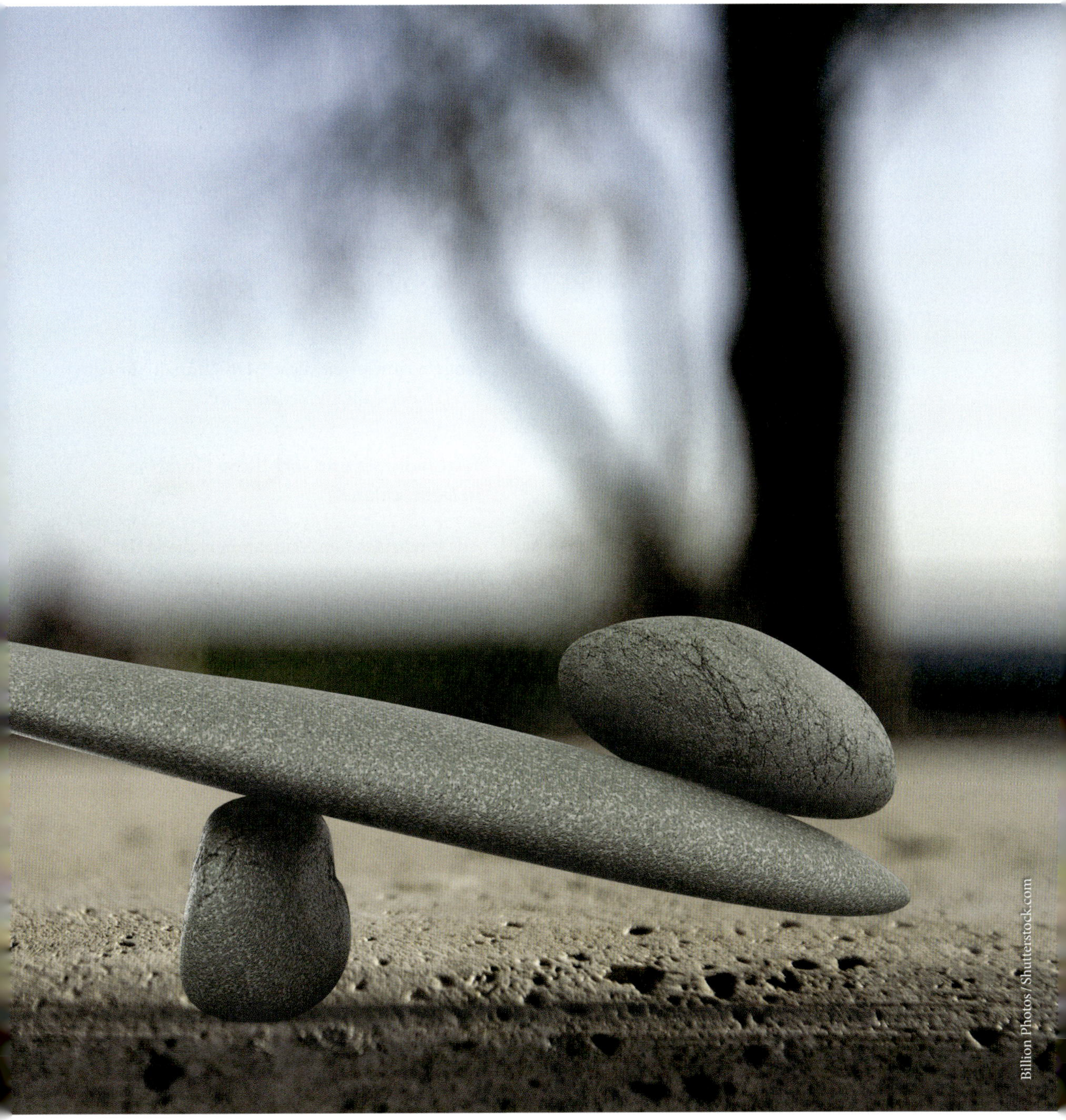

sche Kenntnisse im Rahmen einer Palliative-Care-Ausbildung erhalten haben. Die AEM hat als zuständige Fachgesellschaft ein Curriculum erarbeitet, auf dessen Grundlage verschiedene Anbieter in ganz Deutschland Kurse auch speziell für ambulante Ethikberatung durchführen.

Ambulante Ethikberatung ist keine »Ethik to go«. Sie ist vielmehr ein Moment des bewussten Innehaltens, des gemeinsamen Nachdenkens und der (Neu-)Orientierung im oft hektischen Versorgungsalltag.

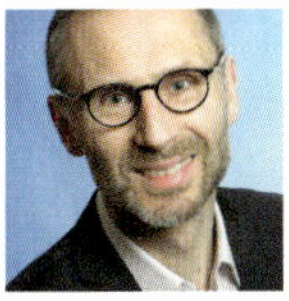

Prof. Dr. **Alfred Simon** ist Philosoph und Medizinethiker. Er ist Geschäftsführer und wissenschaftlicher Leiter der Akademie für Ethik in der Medizin (AEM) in Göttingen und Mitbegründer des Göttinger Netzwerks für ambulante Ethikberatung (NEG).

E-Mail: asimon1@gwdg.de

Assistierter Suizid in Deutschland

Friedemann Nauck und Birgit Jaspers

Nicht nur am Lebensende stellt sich die Frage nach dem Umgang mit Leid und leidvollen Situationen für Patienten, Patientinnen und Angehörige. Was bedeutet Leid für den Einzelnen? Wie viel kann, will ich ertragen? Leiden wofür? Welches Leid ist gemeint? Physisches, psychosoziales oder spirituelles Leid? Inwieweit kann man das trennen? Was ist zu tun, wenn ein Mensch nur noch den assistierten Suizid als Ausweg aus seinem Leid sieht? Ein Thema, dass es sicher so lange gibt, wie es Menschen gibt. Der britische Medizinsoziologe David Clark (2002) stellt fest, dass die Akzeptanz von Tod und Leid als bedeutungsvolle Teile des Lebens verschwindet.

Gleichzeitig ist das Thema Leiden eng mit der Diskussion und mit Fragen zu Formen der »Sterbehilfe« verknüpft. In Deutschland besteht nach ausführlichen Diskussionen im Bundestag und in der Öffentlichkeit im Jahr 2015 im Rahmen der Gesetzgebung zum § 217 des Strafgesetzbuchs nach wie vor die Frage, was diese Gesetzgebung konkret bedeutet und wie mit Ersuchen um ärztlich assistierten Suizid in der Praxis umzugehen ist. Experten (zum Beispiel Bernheim et al. 2008) aus Ländern, in denen assistierter Suizid und auch Tötung auf Verlangen unter bestimmten Bedingungen straffrei sind, diskutieren seit langem, inwieweit diese Maßnahmen »integraler Teil der Palliativmedizin« seien.

Was ist zu tun, wenn ein Mensch nur noch den assistierten Suizid als Ausweg aus seinem Leid sieht? Ein Thema, das es sicher so lange gibt, wie es Menschen gibt.

Terminologie und rechtliche Situation in Deutschland

Alle medizinischen Maßnahmen, die in der letzten Phase des Lebens mit dem Ziel der Leidenslinderung erfolgen, gehören zu den Therapien am Lebensende. Dazu gehören auch Maßnahmen, bei denen die Möglichkeit besteht, dass der natürliche Prozess des Sterbens verkürzt wird. Auf den hierzu auch verwendeten Begriff der »indirekten Sterbehilfe« sollte verzichtet werden, weil der Tod des Patienten nicht das Ziel des Handelns ist.

Für Situationen, in denen entweder keine medizinische Indikation für eine weitere Eskalation

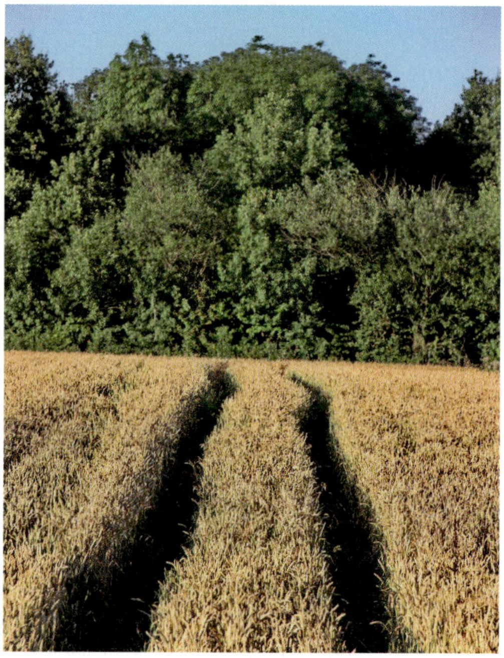

Norbert Spang

der Behandlung besteht oder der Patient eine Behandlung ablehnt, schlägt der Nationale Ethikrat (2006) als Terminologie »Sterbenlassen« statt »passiver Sterbehilfe« vor. Hier wäre aus unserer Sicht eher der Begriff »Sterben zulassen« angebracht.

Demgegenüber stellt die »Tötung auf Verlangen« (»aktive Sterbehilfe«, international »Euthanasie«) keine Maßnahme im Rahmen der ärztlichen Behandlung dar, sondern ist außerhalb und unabhängig von einer ärztlichen Behandlung zu sehen (BGH 2010). Sie ist in Deutschland nach § 216 StGB stets verboten, auch wenn sie durch einen Arzt und auf Verlangen des Patienten erfolgt.

Nach wie vor umstritten ist die ärztliche Hilfe bei der Selbsttötung (»ärztlich assistierter Suizid«). Die Bundesärztekammer betont in ihren Grundsätzen zur ärztlichen Sterbebegleitung (2011), dass die Mitwirkung des Arztes bei der Selbsttötung keine ärztliche Aufgabe ist. Im neuen § 217 StGB heißt es: »(1) Wer in der Absicht, die Selbsttötung eines anderen zu fördern, diesem hierzu geschäftsmäßig die Gelegenheit gewährt, verschafft oder vermittelt, wird mit Freiheitsstrafe bis zu drei Jahren oder mit Geldstrafe bestraft. (2) Als Teilnehmer bleibt straffrei, wer selbst nicht geschäftsmäßig handelt und entweder Angehöriger des in Absatz 1 genannten anderen ist oder diesem nahesteht.« Damit wird deutlich, dass es das erklärte Ziel des neuen Gesetzes ist, auf Wiederholung angelegte, organisierte Formen des assistierten Suizids durch Sterbehilfevereine oder einzelne Sterbehelfer zu unterbinden.

Bedeutung der aktuellen Situation in Deutschland für die Palliativversorgung

Der § 217 StGB intendiert, die Entscheidung des Gesetzgebers, den Suizid und auch die Beihilfe dazu straffrei zu lassen, zu bestätigen. Suizidbeihilfe darf aber nicht geschäftsmäßig erfolgen, dann ist sie strafbar. Die Verunsicherung, wodurch sich Ärzte strafbar machen können, besteht jedoch weiterhin. Ein Gespräch, eine Beratung eines Patienten oder einer Patientin, die auch den Wunsch nach einem Suizid umfasst, ist an sich keineswegs schon eine Beihilfe (Tolmein 2016).

Was den Terminus »Förderung« betrifft, stellen sich auch bei Begleitungen zu Organisationen in der Schweiz, die sogenannte Freitodbegleitungen durchführen, Fragen für die Praxis und die ethische Positionierung von Hospiz- und Palliativeinrichtungen. Wie ist es zu bewerten, wenn ehren- oder hauptamtliche Mitarbeiterinnen und Mitarbeiter in ihrer Freizeit derzeitige oder ehemalige Patienten beziehungsweise Bewohner hierzu in die Schweiz begleiten wollen?

Aktuelle Situation in den Beneluxländern

In den Niederlanden und Belgien sind Tötung auf Verlangen und ärztlich assistierter Suizid nicht strafbar, wenn bestimmte Sicherheitskriterien befolgt werden. In den letzten zehn Jahren sind in beiden Ländern die gemeldeten Fallzahlen deutlich angestiegen. Darunter waren nach

	Niederlande		Belgien	
	2008	2017	2008	2017
Euthanasie und assistierter Suizid (n)	2.331	6.585	704	2.309
davon Anteil (%) assistierter Suizid bzw. Kombination mit Euthanasie	4,1	7,9	ca. 2	ca. 2
Euthanasie und assistierter Suizid: % aller Todesfälle	1,7	4,4	0,7	2,2
Anteil Erkrankung Krebs (%)	81,2	64,3	80	61,4
Anteil Erkrankung Demenz (%)	0	2,6	k. A.	k. A.

* Quellen: Jahresberichte der Euthanasiekommissionen

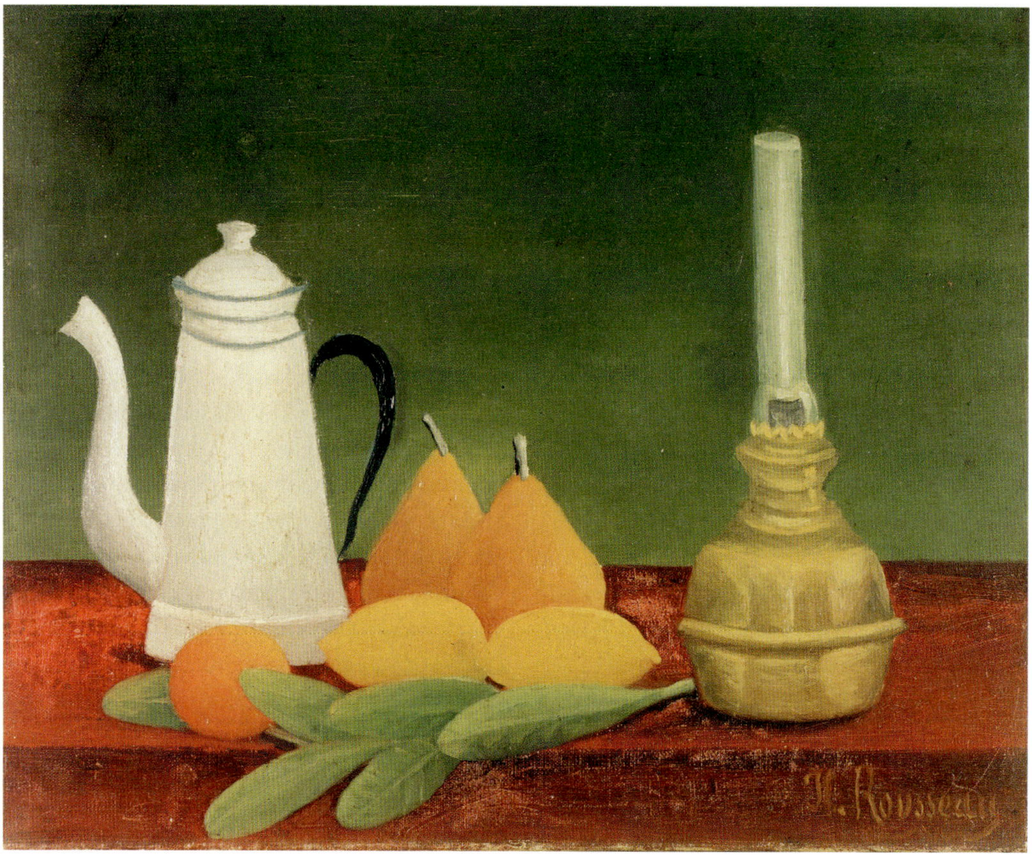

Henri Rousseau, Nature morte, 1910 / akg-images / Erich Lessing

einer entsprechenden Gesetzesänderung aus dem Jahr 2014 in der Berichtsperiode 2016/17 in Belgien erstmals drei Minderjährige (9, 11 und 17 Jahre alt). Der Anteil der assistierten Suizide beziehungsweise Kombinationen der Maßnahmen ist gering. Weiterhin kam es in den vergangenen Jahren auch zu einer Ausweitung der Indikationen. So können in den Niederlanden auch Patienten mit Depression oder Demenz (2017: 160 Patienten) Tötung auf Verlangen erhalten. Der Anteil der Patienten mit Krebserkrankungen nimmt kontinuierlich ab, der mit Erkrankungen des Nervensystems und psychiatrischer Erkrankungen kontinuierlich zu.

In der Schweiz ist Tötung auf Verlangen verboten, die Suizidassistenz aber für alle Personen nach Art. 115 StGB straffrei, wenn damit keine wirtschaftlichen Interessen verbunden sind. Bestimmte Kriterien sind auch in der Schweiz vorgegeben. Ärzte können schwerkranken Patienten ein Medikament zum Suizid verordnen und entweder dabei sein oder Verordnungen für die sogenannten Freitodbegleitungen bei Sterbehilfeorganisationen wie »Exit« oder »Dignitas« ausstellen (Freitodbegleitungen: Dignitas 2008/2017: 132/222; Exit 2008/2016: 167/722; Zahlen für 2017 noch nicht verfügbar). Weitere Vereine, die Freitodbegleitungen durchführen, wie etwa »Eternal Spirit«, veröffentlichen ihre Daten nicht. Die offiziellen Suizidstatistiken der Schweiz listen seit einiger Zeit die assistierten Suizide nicht mehr mit auf, daher ist es schwierig, genaue Angaben über die Gesamtzahl der gemeldeten Fälle zu machen (Jaspers et al. 2015). Die Schweizerische Akademie der Medizinischen Wissenschaften (SAMW 2018) ist der Ansicht, dass die Rolle des Arztes im Umgang mit Sterben und Tod darin besteht, Symptome zu lindern und den Patienten zu begleiten. Es gehört weder zu seinen Aufgaben, von sich aus Suizidhilfe anzubieten, noch ist er verpflichtet, diese zu leisten. Suizidhilfe ist keine medizinische Handlung, auf die Patienten einen Anspruch erheben könnten, sie ist jedoch bei Einhaltung bestimmter Kriterien eine rechtlich zulässige Tätigkeit. Allerdings dürfen Ärzte künftig auch dann Sterbehilfe leisten, wenn keine tödliche Krankheit vorliegt, sondern der Betroffene subjektiv unerträgliches Leiden empfindet.

Luxemburg hat seit 2009 ein ähnliches Gesetz wie die Niederlande erlassen; 2009 starben dort 5 Menschen durch Tötung auf Verlangen, 18 im Berichtszeitraum 2015–2016.

Fazit

Die Diskussion um Formen der Sterbehilfe wird uns weiterhin beschäftigen. Dabei ist zu bedenken, dass Todeswünsche unterschiedlich ausgeprägt sein können. Hier reicht das Kontinuum von dem Wunsch, dass der Tod durch ein rasches Fortschreiten der Erkrankung bald eintreten möge, bis hin zur maximalen Form der Planung eines (assistierten) Suizids respektive der Tötung auf Verlangen. Schwerkranke Menschen, die den Wunsch zu sterben äußern, wünschen aber nicht zwingend den sofortigen eigenen Tod, sondern oftmals das Ende einer unerträglichen Situation. Hier bedarf es der Unterstützung durch eine umfassende Palliativversorgung im multidisziplinären Team, um geäußerte Ängste vor belastenden Symptomen ernst zu nehmen und zu behandeln. Gespräche können hilfreich sein, um Angst vor dem Verlust körperlicher Funktionen und Fähigkeiten, Angst, beim Sterben alleingelassen zu werden, Angst vor Vereinsamung und Verlust der Würde, Angst vor medizinischer Überversorgung oder Angst, dauerhaft der Medizintechnik (etwa durch künstliche Beatmung) ausgeliefert zu sein, zu lindern. Dabei ist die offene und respektvolle Kommunikation mit Patienten und Angehörigen über den Todeswunsch, die Motivationen, Bedürfnisse und Ängste essenziell (Nauck et al. 2014).

Die Palliativmedizin stellt ihr Angebot zum Umgang mit Leid am Lebensende zur Verfügung. Nach den Positionen der meisten Fachgesellschaften (Deutsche/Europäische Gesellschaft für Palliativmedizin) gehört es jedoch nicht zu ihrem Grundverständnis, Beihilfe zum Suizid zu leisten, wenngleich andere Auffassungen respektiert werden und bekannt ist, dass Suizidbeihilfe auch von Mitgliedern der Fachgesellschaften geleistet wird, da diese durchaus heterogene Einstellungen haben (Jansky et al. 2017).

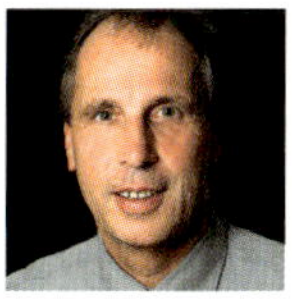

Prof. Dr. **Friedemann Nauck** ist Direktor der Klinik für Palliativmedizin an der Universitätsmedizin Göttingen. 2010–2014 war er Präsident der Deutschen Gesellschaft für Palliativmedizin.

E-Mail: Friedemann.Nauck@med.uni-goettingen.de

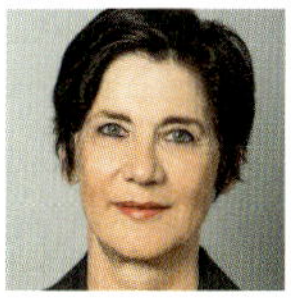

Dr. **Birgit Jaspers** ist Philosophin, Germanistin und Medizinwissenschaftlerin. Sie arbeitet in der palliativmedizinischen Forschung und Lehre an den Universitäten Bonn und Göttingen. Schwerpunkte sind ethische und medizinethische Fragestellungen, internationale Projekte zur Qualitätssicherung in der Palliativversorgung und Arbeiten für politische Gremien.

E-Mail: Birgit.Jaspers@ukbonn.de

Literatur

Bernheim, J. L.; Deschepper, R.; Distelmans, W.; Mullie, A.; Bilsen, J.; Deliens, L. (2008). Development of palliative care and legalisation of euthanasia: antagonism or synergy? In: British Medical Journal, 336 (7649), S. 864–867.

BGH – Bundesgerichtshof in Strafsachen, Urteil vom 15.1.1996, BGHSt 42, 301, 304.

BGH – Bundesgerichtshof in Strafsachen, Urteil vom 25.6.2010, BGHSt 55, 191 ff.

Bundesärztekammer (2011). Grundsätze der Bundesärztekammer zur ärztlichen Sterbebegleitung. In: Deutsches Ärzteblatt, 108 (7), A 346-A348.

Clark D. (2002). Between hope and acceptance: the medicalisation of dying. In: British Medical Journal, 324 (7342), S. 905–907.

Jansky, M.; Jaspers, B.; Radbruch, L.; Nauck, F. (2017). Einstellungen zu und Erfahrungen mit ärztlich assistiertem Suizid. Eine Umfrage unter Mitgliedern der Deutschen Gesellschaft für Palliativmedizin. In: Bundesgesundheitsblatt, 60, S. 89–98.

Jaspers, B.; Radbruch, L.; Nauck F. (2015). Euthanasie, ärztlich assistierter Suizid und Freitodbegleitungen. Aktuelle Entwicklungen in den Benelux-Ländern, der Schweiz und Deutschland. In: Niederschlag, H.; Proft, I. (Hrsg.), Recht auf Sterbehilfe? Politische, rechtliche und ethische Positionen (S. 23–36). Ostfildern.

Nationaler Ethikrat (2006). Fürsorge und Selbstbestimmung am Lebensende. Stellungnahme. Berlin.

Nauck, F.; Ostgathe, C.; Radbruch, L. (2014). Hilfe beim Sterben – keine Hilfe zum Sterben. In: Deutsches Ärzteblatt, 111 (3), A67-A71.

SAMW – Schweizerische Akademie der Medizinischen Wissenschaften (2018). Umgang mit Sterben und Tod. Bern.

Tolmein, O. (2016). Keine Gefahr für die Palliativmedizin. In: Zeitschrift für Palliativmedizin, 17 (01), S. 16 f.

Palliative Sedierung: eine medizinische Intervention am Lebensende

Lukas Radbruch

In der spezialisierten ambulanten Palliativversorgung (SAPV) behandelte unser Team eine Patientin mit Lungenkarzinom, die bei zunehmendem Ausfall der Lungenfunktion unter immer stärker werdender Luftnot litt. Zwar konnte die Luftnot immer wieder gut mit Opioiden behandelt werden, aber jede neue Luftnotattacke erinnerte die Patientin immer wieder an das Fortschreiten der Erkrankung und löste deshalb Angst und Panik aus. Sie berichtete, dass die Luftnot im Moment zwar gut auszuhalten sei, aber es sei jedes Mal die Angst vor einem qualvollen Sterben durch Ersticken dabei, und das mache es so unerträglich.

In solchen Fällen ist es hilfreich, wenn wir der Patientin beruhigende Informationen geben können. In den weitaus meisten Fällen kann die Luftnot bis in die letzten Lebensstunden gut mit Opioiden gelindert werden. Aber wenn das nicht ausreichend sein sollte, bleibt immer noch die Option einer palliativen Sedierung. Die Patientin wird mit Medikamenten in einen künstlichen Dauerschlaf versetzt, damit sie nicht mehr unter den Symptomen leidet, wenn diese nicht ausreichend gelindert werden können.

Die EAPC empfiehlt die Information von Patienten und Patientinnen über die Option der palliativen Sedierung bereits früh im Krankheitsverlauf als Teil der gesundheitlichen Versorgungsplanung (Advance Care Planning). Die Empfehlungen enthalten Vorschläge zur Indikationsstellung, zur Beratung und Entscheidungsfindung mit Patienten und Angehörigen und im Behandlungsteam, zur Auswahl der Sedierungsmethode, zur Einleitung und Fortführung der Sedierung und zur Begleitung von Angehörigen und Behandlungsteam im weiteren Verlauf (Cherny und Radbruch 2009). Die Sedierung muss nicht immer bis zur tiefen und anhaltenden Bewusstlosigkeit geführt werden, sondern kann auch intermittierend (zum Beispiel nur nachts) oder flacher (der Patient oder die Patientin ist erweckbar, schläft aber in Ruhe immer wieder ein) geplant werden.

Definition der palliativen Sedierung der European Association for Palliative Care (EAPC):
Die palliative Sedierung ist der überwachte Einsatz von Medikamenten mit dem Ziel einer verminderten oder aufgehobenen Bewusstseinslage (Bewusstlosigkeit), um die Symptomlast in anderweitig therapierefraktären Situationen in einer für Patienten, Angehörige und Mitarbeiter ethisch akzeptablen Weise zu reduzieren (Alt-Epping, Sitte, Nauck und Radbruch 2010; Cherny und Radbruch 2009).
Die palliative Sedierung ist also eine ultimative Maßnahme, die erst dann erwogen werden sollte, wenn alle anderen Möglichkeiten der Symptomlinderung versagt haben. Die Empfehlungen der Europäischen Fachgesellschaft EAPC betonen, dass die palliative Sedierung nicht vorschnell eingesetzt werden darf, wenn es noch andere Optionen zur Symptomlinderung gibt. Andererseits darf auch nicht zu lange gezögert werden, wenn diese anderen Optionen vielleicht zu viel Zeit bräuchten und der Patient in der Zwischenzeit viel Leid ertragen müsste.

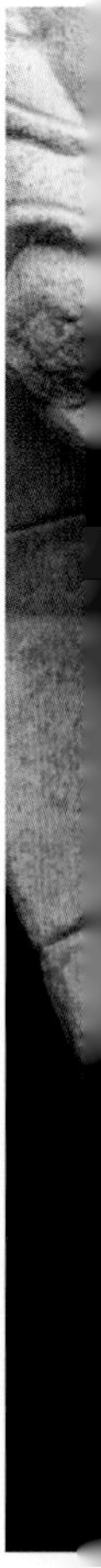

Leidfaden, Heft 1 / 2019, S. 22–26, © Vandenhoeck & Ruprecht GmbH & Co. KG, Göttingen, 2019, ISSN 2192-1202

Die Empfehlungen der EAPC betonen aber auch eine ganze Reihe von ethischen Konflikten, die im Rahmen der palliativen Sedierung entstehen können. Wie soll zum Beispiel mit Flüssigkeits- und Nahrungszufuhr umgegangen werden bei der tiefen palliativen Sedierung? Wenn keine Flüssigkeit über Infusionen oder Katheter zugeführt wird, wird der Patient innerhalb von wenigen Tagen sterben, und zwar nicht an der Grunderkrankung, sondern am Flüssigkeitsmangel. Wie ist eine solche Lebensverkürzung ethisch zu bewerten? Wird andererseits Flüssigkeit zugeführt, kann der Patient damit weiter am Leben gehalten werden, obwohl er das gar nicht will und vielleicht bewusst auf das Trinken verzichtet hätte, wenn er wach wäre. Die EAPC empfiehlt deshalb, die Entscheidung über Flüssigkeits- und Nahrungszufuhr ganz losgelöst von der Entscheidung zur palliativen Sedierung zu treffen. Aber wieweit ist das im klinischen Alltag möglich?

Bei belastenden körperlichen Symptomen wie Schmerzen, Luftnot, Erbrechen oder Verwirrtheit besteht ein breiter Konsens zur palliativen Sedierung, wenn diese Symptome therapierefraktär sind. Im Gegensatz dazu gehen die Meinungen zum Einsatz einer palliativen Sedierung bei nichtkörperlichen Symptomen wie Angst oder bei existenziellem Leid weit auseinander. Im eigenen Palliativteam haben wir schon verbissen diskutiert, wenn ein Patient eine palliative Sedierung einfordert, weil er seine Situation als völlig unerträglich empfindet, dies dann aber mit dem eingeschränkten Funktionsstatus und den damit zusammenhängenden Gefühlen von Hilflosig-

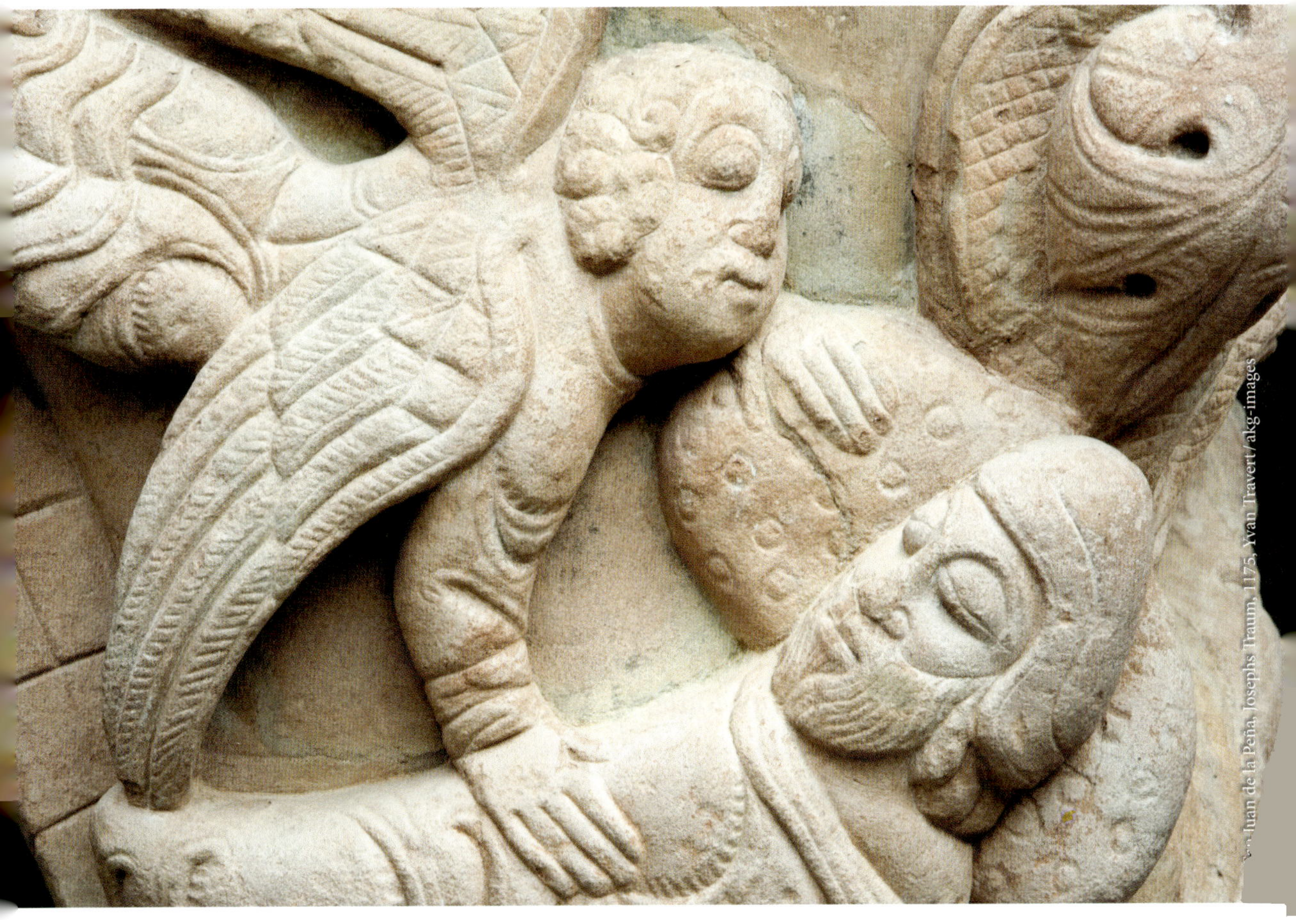

Juan de la Peña, Josephs Traum, 1175, Yvan Travert/akg-images keit und Abhängigkeit von anderen Personen begründet. Natürlich ist das Leiden immer subjektiv, und nur der Patient selbst kann festlegen, ob er seinen Zustand als unerträgliches Leid empfindet. Aber dennoch ist der Entschluss zu einer palliativen Sedierung für die Behandler und Behandlerinnen ungleich schwerer, wenn die Beschreibung des Patienten (so habe er nie hier liegen wollen, dies sei für ihn völlig unerträglich) kaum zur Deckung zu bringen ist mit dem Bild eines Menschen, der ruhig und ohne körperliche Zeichen des Leidens im Bett liegt und mich dabei vielleicht sogar anlächelt.

Die schwierige Diskussion um die palliative Sedierung bei existenziellem Leid spiegelt sich in den deutlich strengeren Empfehlungen der EAPC zu dieser Indikation wider. Eine palliative Sedierung soll in diesem Fall nur in der Finalphase einer lebenslimitierenden Erkrankung erwogen werden und erst nachdem Experten und Expertinnen im Erkennen und Behandeln von Angst oder Depression hinzugezogen worden sind. Die Einbindung von erfahrenen Palliativexperten wird ebenso empfohlen wie ein Unterbrechen der Sedierung nach ein bis zwei Tagen, um zu prüfen, ob die Indikation zur Sedierung noch weiterhin besteht.

Wird die palliative Sedierung als ideale Art zu sterben empfunden, bei der man den Tod »einfach« verschläft und alles Leid beim Sterben ausklammern kann, sollte dies kritisch hinterfragt werden.

Diese Vorsichtsmaßnahmen sind auch deshalb wichtig, damit die hinter der palliativen Sedierung stehenden Haltungen der Patienten und der Behandler kritisch reflektiert werden. Wird die palliative Sedierung als ideale Art zu sterben empfunden, bei der man den Tod »einfach« verschläft und alles Leid beim Sterben ausklammern kann, sollte dies zumindest kritisch hinterfragt werden. Kritische Stimmen haben die palliative Sedierung sogar als sozialen Tod bezeichnet, weil zumindest bei der tiefen kontinuierlichen Sedierung keine Kommunikation mit den Angehörigen oder Freunden mehr möglich ist. Für den Patienten, auf jeden Fall aber auch für die Angehörigen bleibt also keine Chance mehr, diese letzte Lebensphase vielleicht noch als positiv, vielleicht sogar mit persönlichem Wachstum verbunden, zu betrachten. Andererseits kann ich als Behandler dem Patienten nicht vorschreiben, wie viel Leid er zu ertragen hat, um daran möglicherweise eine persönliche Entwicklung zu erleben.

Die Diskussionen um die ethischen Dilemmata bei der palliativen Sedierung spitzen sich interessanterweise an einem Aspekt der Definition zu: Der letzte Teil der EAPC-Definition (»in einer für Patienten, Angehörige und Mitarbeiter ethisch akzeptablen Weise«) wurde bereits im Vorfeld der EAPC-Empfehlungen kritisch hinterfragt. Vor kurzem wurde die EAPC-Definition zur palliativen Sedierung erneut bei einer breiten Konsensbefragung (Radbruch et al. 2016) auf den Prüfstand gestellt, und wenn auch die Zustimmung im internationalen Expertenpanel insgesamt bei 83 Prozent lag, wurde doch die ethische Klausel erneut kritisiert. Begründet wird dies damit, dass die palliative Sedierung eine medizinische Intervention sei, für die der Arzt die Indikation stellt und die dann medizinisch sorgfältig durchgeführt werden muss. Natürlich seien dabei ethische Aspekte zu berücksichtigen, aber das sei bei jedem ärztlichen Handeln so.

Dementsprechend berichteten die meisten niederländischen Ärzte in einer Befragung zur palliativen Sedierung, dass sie keinen Palliativexper-

ten hinzugezogen hatten. Die Ärzte sahen auch keine Notwendigkeit für eine Palliativkonsultation für die palliative Sedierung, da es sich ja um eine normale medizinische Maßnahme handele und eine solche Einbindung eines Palliativteams nur zu Verzögerungen führen würde und die Entscheidung unnötig komplizieren würde (Koper et al. 2014). Allerdings berichteten mehr als die Hälfte der niederländischen Ärzte in einer anderen Umfrage (Rietjens et al. 2004), dass sie die palliative Sedierung zumindest zum Teil auch mit dem Ziel einer Lebensverkürzung einsetzen würden, und 17 Prozent der Ärzte gaben sogar an, dass sie schon eine palliative Sedierung mit dem ausschließlichen Ziel einer Lebensverkürzung durchgeführt hätten, weil zum Beispiel die strengen niederländischen Kriterien für die Tötung auf Verlangen bei einem Patienten nicht erfüllt werden konnten. Dies ist dann jedoch nicht mehr als palliative Sedierung (entsprechend der EAPC-Definition) zu werten, sondern als Missbrauch der Methode.

Diese Beispiele zeigen das Gefahrenpotenzial, wenn eine ethisch konfliktträchtige Methode wie die palliative Sedierung als rein medizinische Intervention bewertet wird, die nach einfachen Checklisten oder Fragebogen-Scores für die Indikation und mit simplen Leitlinien für die Durchführung erfolgen kann.

Ich sehe die Entscheidung zur palliativen Sedierung als ethische Indikation. Das bedeutet zum Beispiel, dass die Entscheidung nicht vom Arzt allein, sondern im Konsens im Behandlungsteam (natürlich unter Berücksichtigung der Bedürfnisse und Prioritäten des Patienten und der Angehörigen) getroffen werden muss. Ethische Bedenken von Mitarbeitern im Team, ohne Ansehen der Berufsgruppe, müssen ernst genommen und kritisch und selbstkritisch diskutiert werden. Natürlich gibt es auch den Fall, zum Beispiel bei einer massiven Tumorblutung, in dem nicht erst der Termin der nächsten Teambesprechung abgewartet werden kann, sondern notfallmäßig eine palliative Sedierung eingeleitet werden muss. Dann sollte aber retrospektiv eine Teambesprechung zur Indikation und Durchführung erfolgen.

Ich trete deshalb für eine unbedingte Beibehaltung der ethischen Vorbedingung ein. Nur so können wir sicherstellen, dass die palliative Sedierung die Ausnahme bleibt, die erst nach Ausschöpfen aller Möglichkeiten zur Symptomkontrolle genutzt werden muss und nicht zu einem neuen Standard für das Lebensende wird aus einem falschen Verständnis von Leid.

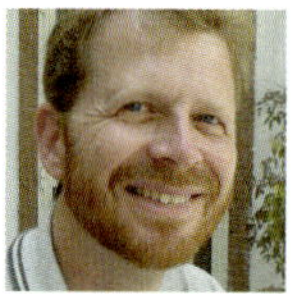

Prof. Dr. **Lukas Radbruch** hat den Lehrstuhl für Palliativmedizin an der Universität Bonn inne und ist Chefarzt des Zentrums für Palliativmedizin, Malteser Krankenhaus Bonn/Rhein-Sieg sowie Präsident der Deutschen Gesellschaft für Palliativmedizin (DGP).

Literatur

Alt-Epping, B.; Sitte, T.; Nauck, F.; Radbruch, L. (2010). Sedierung in der Palliativmedizin: Leitlinie für den Einsatz sedierender Maßnahmen in der Palliativversorgung. European Association for Palliative Care (EAPC). In: Schmerz, 24, S. 342–354.

Cherny, N. I.; Radbruch, L., Board of the European Association for Palliative Care (2009). European Association for Palliative Care (EAPC) recommended framework for the use of sedation in palliative care. In: Palliative Medicine, 23, S. 581–593.

Koper, I.; van der Heide, A.; Janssens, R.; Swart, S.; Perez, R.; Rietjens, J. (2014). Consultation with specialist palliative care services in palliative sedation: considerations of Dutch physicians. In: Support Care Cancer, 22, S. 225–231.

Radbruch, L.; Leget, C.; Bahr, P.; Müller-Busch, C.; Ellershaw, J.; de Conno, F.; Berghe, P. V. (2016). Euthanasia and physician-assisted suicide: A white paper from the European Association for Palliative Care. In: Palliative Medicine, 30, S. 104–116.

Rietjens, J. A.; van der Heide, A.; Vrakking, A. M.; Onwuteaka-Philipsen, B. D.; van der Maas, P. J.; van der Wal, G. (2004). Physician reports of terminal sedation without hydration or nutrition for patients nearing death in the Netherlands. In: Annals of Internal Medicine, 141, S. 178–185.

Pflegenotstand

Die Bedeutsamkeit ethisch verantworteter Maßnahmen

Annette Riedel

»Der Pflegenotstand wird die menschliche Lebensqualität zunehmend beeinträchtigen; aber wir verhalten uns noch so, als ob es sich um ein durch einige Einzelmaßnahmen lösbares Problem handeln würde« (Schmidbauer 1992, S. 10).

Der Pflegenotstand ist existent, das lässt sich aus einschlägigen Zahlenwerken erfassen (Bundesagentur für Arbeit 2018). Der Pflegenotstand belastet nicht nur die Rücken der Mitarbeitenden in der Pflege, der Notstand an Personal führt nicht nur zu einem Notstand in der Pflege, zu einer reduzierten Pflegequalität und Versorgungssicherheit, sondern ist zugleich eine Realität, die mit vielfältigen ethischen Konflikten und Dilemmasituationen einhergeht. So stellt sich die Frage nach der gegebenen Not als Not an sich (Welche Not?), die Frage nach den Adressaten der Not (Wessen Not?) und die Frage nach den Maßnahmen gegen die Not (Was tun in der Not?). Nachfolgend wird deutlich, dass aufgrund der Komplexität des Phänomens alle drei Perspektiven beachtlich sind und dass jegliche Intervention, die dem Pflegenotstand etwas entgegensetzten möchte, ethische Reflexion einfordert, um nicht durch die Reduktion der einen/des einen Not eine andere/eines anderen Not zu provozieren.

Belastungen für die Pflegenden

Bereits 1992 erschien das Werk von Wolfgang Schmidbauer »Pflegenotstand – das Ende der Menschlichkeit. Vom Versagen der staatlichen Fürsorge«. Das Buch und die aufgegriffenen Themen sind heute so aktuell wie da-

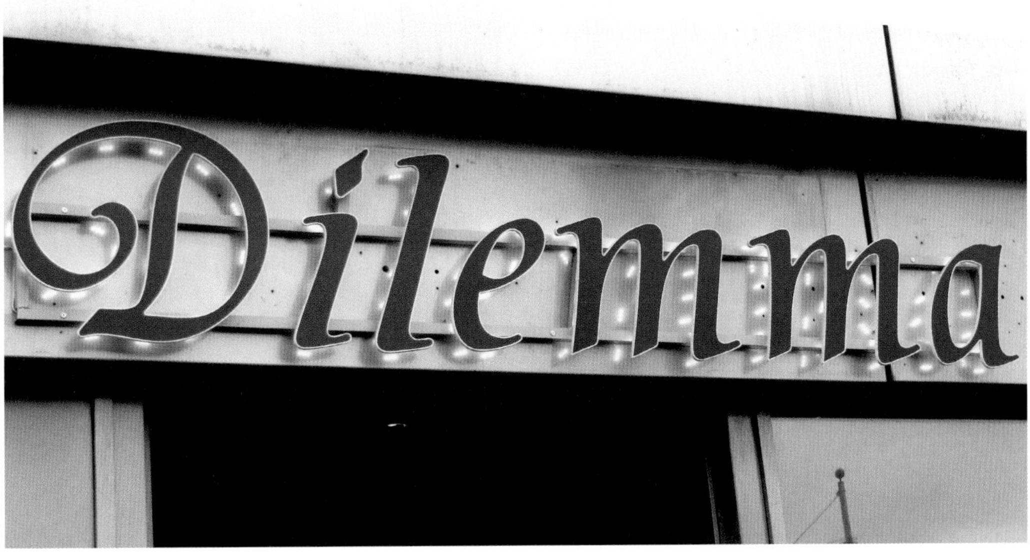

Foto: m.schröer

Leidfaden, Heft 1 / 2019, S. 27–32, © Vandenhoeck & Ruprecht GmbH & Co. KG, Göttingen, 2019, ISSN 2192-1202

mals. Darüber hinaus gehend gab es in den letzten mehr als 25 Jahren eine (weitere) enorme Intensivierung pflegerischer Aufgaben, die sich nicht nur mit einem Mehr, sondern auch mit einer erhöhten Komplexität der Pflegearbeit charakterisieren lässt. Sowohl die objektive Arbeitsbelastung wie auch das subjektive Belastungserleben sind überdurchschnittlich hoch (Höhmann et al. 2016; Kümmerling 2016). Studien berichten von Burn-out und Cool-out in der Pflege. Cool-out beschreibt und erklärt den Prozess einer moralischen Desensibilisierung der Pflegenden (Kersting 1999; 2016). Zu wenig Pflegepersonal, das sich aufgrund der Arbeitsverdichtung im Dauerstress befindet, ist zudem eine der häufigsten Ursachen für Gewalt in der Pflege, führt zu Flüssigkeitsmangel, Ernährungsdefiziten und einer erhöhten Neuroleptikavergabe (antipsychotisch wirkende Substanzen) (Helmrich et al. 2017). Ist es den Pflegenden nicht mehr möglich, in der Form zu handeln, wie es ihrer professionellen Werteorientierung entspricht, kommt neben dem körperlichen und dem psychischen noch der moralische Stress hinzu. Moralischer Stress bezeichnet ein Gefühl der Hilflosigkeit, wenn eine professionell Pflegende ihre beruflichen und persönlichen Werte nicht mehr einhalten kann (SBK/ASI 2018). Moralischer Stress reduziert nicht nur die Pflegequalität, sondern erhöht gleichsam das Burn-out-Risiko, was in der Folge zum Berufsausstieg führen kann.

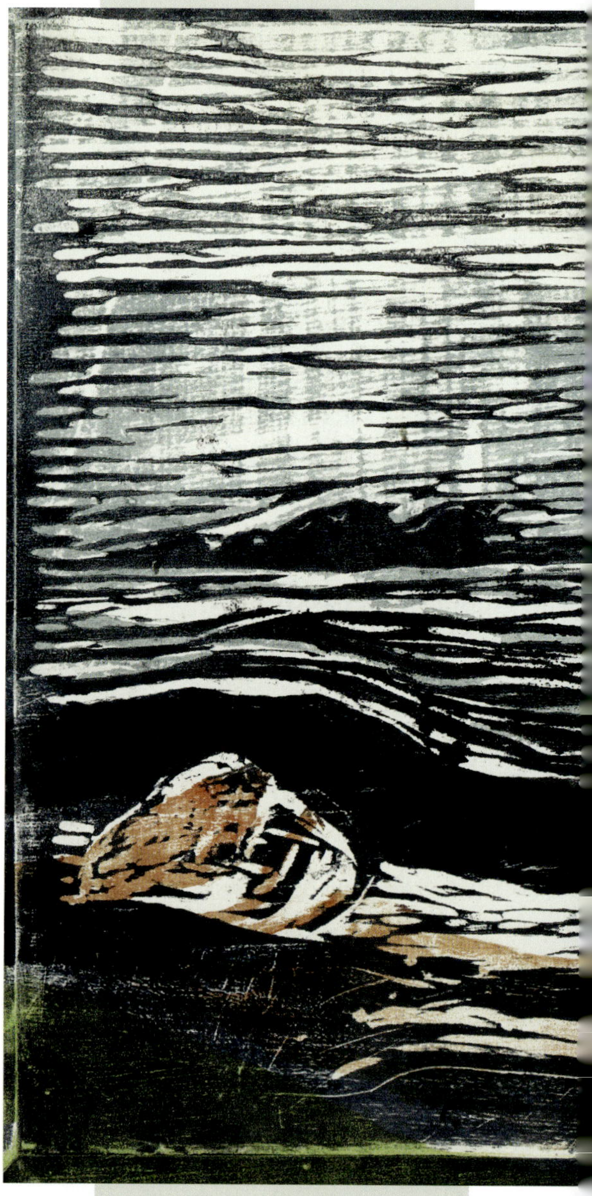

Ist die eine Not gelindert, eröffnet sich eine andere Not

Zwischenzeitlich sind seitens der Politik und der Verbände der Leistungserbringer mehrere Überlegungen und Maßnahmen im Gespräch oder auf dem Weg, um dem Pflegenotstand etwas entgegenzusetzen. Bei näherer Betrachtung wird indes deutlich, dass deren Umsetzung ergänzend eine ethische Analyse einfordert, um nicht nur vordergründig zu agieren, sondern auch die förderlichen Voraussetzungen zu schaffen, um

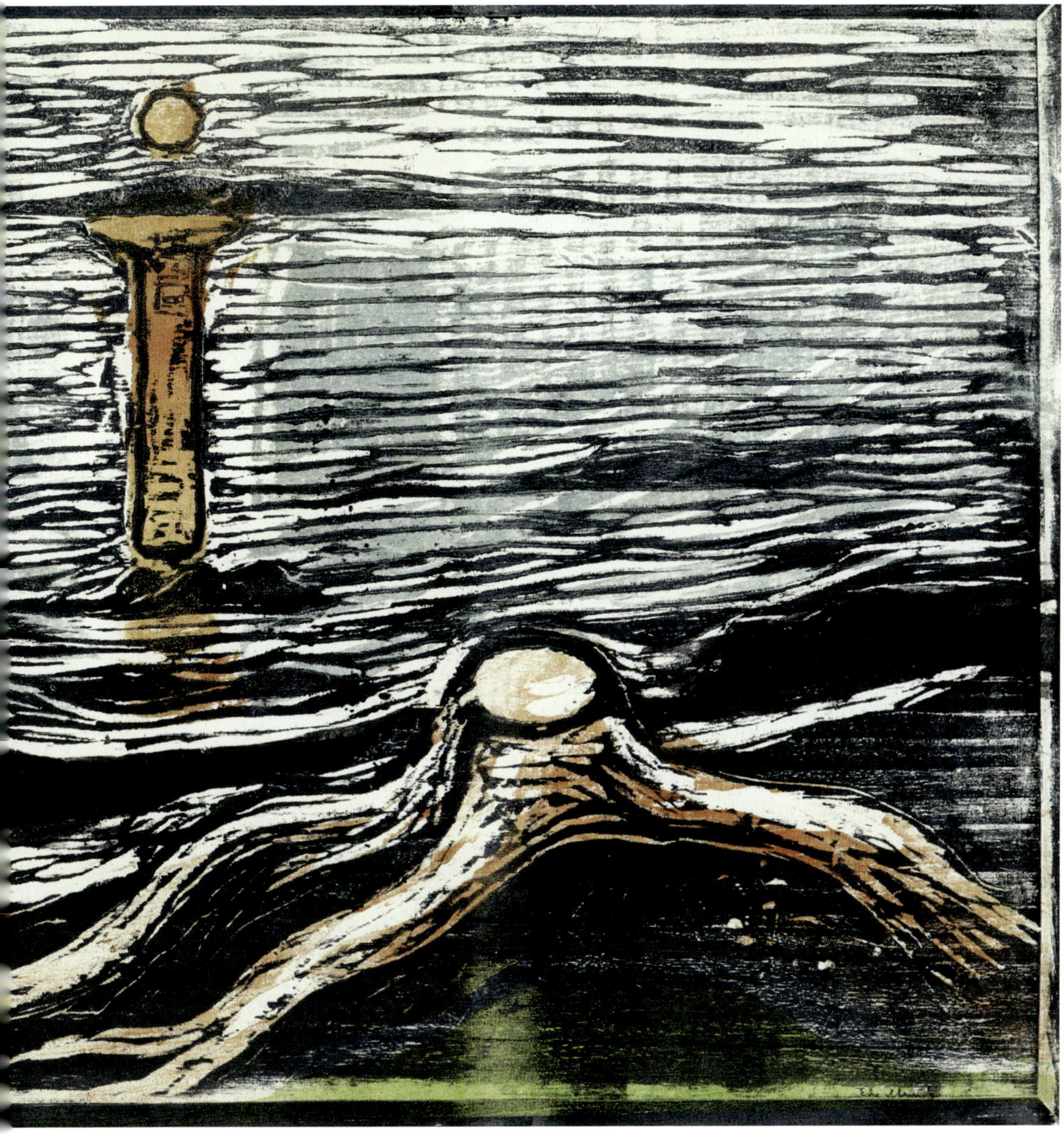

Edvard Munch, Seascape / INTERFOTO / SuperStock

Sowohl die objektive Arbeitsbelastung wie auch das subjektive Belastungserleben sind überdurchschnittlich hoch. Studien berichten von Burn-out und Cool-out in der Pflege. Cool-out beschreibt und erklärt den Prozess einer moralischen Desensibilisierung der Pflegenden.

nicht nur an der einen Stelle zu lindern und an einer anderen Stelle neue Not zu provozieren oder bestehende Not zu potenzieren. Eine sorgfältige ethische Analyse fordert auch die Prämisse, nicht nur die hiesige Not zu sehen, sondern auch die Konsequenzen und die daraus folgende Not der Anderen zu antizipieren – aber auch nicht die Menschen aus dem Blick zu verlieren, deren Not aktuell am Größten ist: die pflegebedürftigen Menschen und die Pflegenden in den jeweiligen Handlungsfeldern.

So sollen veränderte Qualifizierungsstrategien die Attraktivität im Kontext der Berufswahl erhöhen und den Zulauf in die Pflege als Beruf steigern. Die Akademisierung wird vielfach als eine wichtige Konsequenz gegen den Pflegenotstand benannt (Sahmel 2018). Die Akademisierung per se kann zu einer gesteigerten Attraktivität der Pflegeberufe führen und die Pflegequalität durch evidenzbasiertes Handeln umfänglich verbessern. Indes potenziert sich möglicherweise die Diskrepanz zwischen dem im Studium erworbenen Wissen, den akademisch vermittelten Anforderungen an eine professionelle Pflege und der gelebten und erfahrenen Praxis in der Form, dass für die Studierenden die Diskrepanz zwischen der Realität und dem professionellen Selbstverständnis nicht mehr überbrückbar erscheint und schlimmstenfalls nach Abschluss des Studiums zu einem Ausstieg führt. Auch das neue Pflegeberufegesetz (ab 2020) soll die Attraktivität steigern.

Von einer generalistischen Pflegeausbildung profitieren die (zukünftig) Pflegenden und die Pflegebedürftigen aber nur dann, wenn die Handlungsfelder der Pflege in ihrer Attraktivität vergleichbar sind. Wird indes ein Setting seitens der Auszubildenden/Studierenden, seitens der Gesellschaft als attraktiver, als anerkannter eingestuft, verdient man möglicherweise in einem Setting besser als in einem anderen, sinkt der Pflegenotstand bestenfalls in diesem einen Versorgungsarrangement, allerdings auf Kosten beziehungsweise zulasten eines anderen wichtigen Ortes der Pflege und Versorgung.

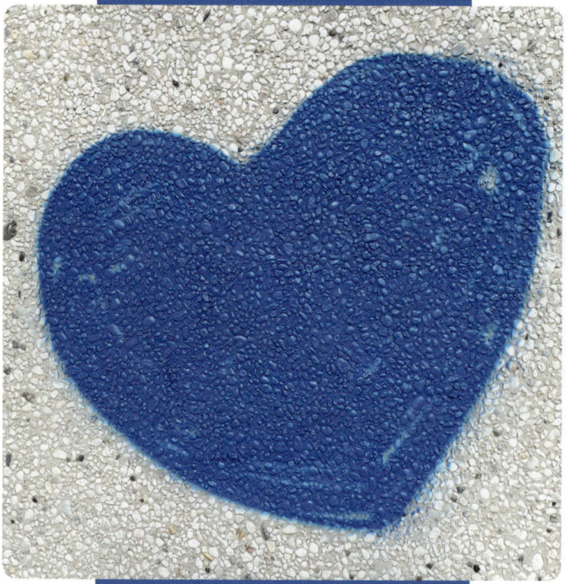

Neben der veränderten Qualifizierung als Mittel gegen den Pflegenotstand werden Programme zur An- und Abwerbung von Pflegenden aus dem Ausland umgesetzt (Whittal und Böckmann 2018). Diese Strategie kann in den Einrichtungen hierzulande zwar kurzfristig zu einer Abmilderung der Anzahl offener Stellen führen, kurzfristig dem Fachkräfteengpass entgegenwirken, indes wird das Grundproblem in die Länder verlagert, aus denen die Pflegenden abgeworben werden. Zudem kann eine fehlende oder mangelhafte Sprachkompetenz gerade bei Menschen mit kognitiven Veränderungen die Not erhöhen, wenn es etwa nicht gelingt, auf das Bedürfnis nach Sicherheit und Orientierung professionell zu reagieren und krankheitsbedingte Ängste zu reduzieren.

Eine weitere Strategie, die an dieser Stelle aufgegriffen wird, um dem Pflegenotstand zu begegnen, sind technische Lösungen. Diese sollen das Pflegepersonal dadurch entlasten, dass pflegerisches Handeln in der Umsetzung »vereinfacht« wird (zum Beispiel durch einen »intelligenten Pflegewagen«, Graf et al. 2018, einen unterstützenden Pflegeroboter, der Trinken anbietet), dass Zuwendung spürbar wird (zum Beispiel durch Emotional Robots wie die Pflegerobbe »Paro«) oder Technik genuin pflegerische Tätigkeiten übernimmt beziehungsweise kompensiert und bestenfalls die Effizienz und Effektivität von Pflegeleistungen erhöht (BGW 2017). Hierbei besteht die Gefahr, dass sich langfristig die gültigen Pflegeleitbilder verändern: von der Selbstbestimmung und Individualität hin zur (Versorgungs-) Sicherheit und Effizienz. Denn: Assistenztechnik wirkt mehrdimensional und somit auf die zentralen Werte professioneller Pflege als auch auf das für die Pflege relevante Beziehungsgeschehen (Remmers 2018).

Fazit

Eine schnelle Lösung der komplexen Not gibt es nicht. Nichts zu tun wäre ethisch ebenso wenig vertretbar wie die zuvor genannten ethisch reflexionswürdigen Konsequenzen zu ignorieren. Es ist angesichts der Gegebenheit, dass der Pflegenotstand insbesondere vulnerable Gruppen tangiert, Abhängigkeiten eine Rolle spielen und Gesundheit auf dem Spiel steht, evident, dass alle intendierten, zur Diskussion stehenden Interventionen nicht ausschließlich ökonomisch und/oder politisch motiviert sein dürfen, sondern stets auch ethisch reflektiert und begründet vertreten werden müssen.

Abschließend wird der Blick nochmals auf die drei Fragen gerichtet:

Welche Not? Es geht um die Not, nicht ausreichend Personal zu haben – in allen Settings des Gesundheitswesens. In der Konsequenz darf nicht das eine Setting gegen das andere »ausgespielt« werden! Politik, Gesellschaft, aber auch Verbände haben die Verantwortung, sich für die Gleichwertigkeit (nicht die Gleichartigkeit) der beruflichen Handlungsfelder einzusetzen, so dass sich die Attraktivität eines Handlungsfeldes für Auszubildende und Pflegende nicht primär an Rahmenbedingungen festmachen lässt. Es geht um die Not der mit dem Pflegenotstand einhergehenden Reduktion der Pflege- und Versorgungsqualität. Die Qualität erhöht sich mit der Anzahl der Personen indes nur dann, wenn diese entsprechend qualifiziert sind.

Wessen Not? Es ist die Not der Pflegenden und der Gepflegten. Die Not der Pflegenden, nicht qualitätsvoll und professionell pflegen zu können, führt zu psychischem, physischem und moralischem Stress, zur Not »am eigenen Leibe« (Weidert 2014), welcher sich parallel auf die Gepflegten überträgt und deren Not wiederum erhöht. Die Not der Gepflegten ist es, sich als Belastung zu erleben, Asymmetrien und Abhängigkeiten zu erfahren, die Not mangelnder menschlicher Zuwendung und Pflege zu spüren.

Was tun in der Not? Der Blick muss sich auf die aktuell Pflegenden und Gepflegten richten, im Sinne ihrer Lebensqualität und Würde, im Sinne ihrer Gesundheit beziehungsweise Genesung. Pflegende müssen sich gesehen fühlen und bereits jetzt und zeitnah Entlastung erfahren können zum Beispiel im Rahmen ethischer Fallbesprechungen, Teamsupervisionen, durch regelmäßige gesundheitsförderliche Maßnahmen und Angebote. Ihnen sollte ein hohes Maß an innerbetrieblicher, aber auch gesellschaftlicher Wertschätzung und Unterstützung gelten, um ihren Berufsverbleib zu sichern, Erfahrungswissen zu erhalten und Fluktuation zu vermeiden. Zu Pflegende müssen darauf vertrauen können, dass sie eine qualitätsvolle Versorgung erhalten, unabhängig von Alter und Einkommen, unabhängig vom Setting, in dem sie gepflegt und begleitet werden. Gesetzliche und strukturelle Vorgaben sind hilfreich, sie bedürfen indes einer Wertekultur und Werteorientierung, die Würde, Achtsamkeit, Gerechtigkeit, Wertschätzung und zwischenmenschliche Solidarität zu den zentralen Orientierungsdirektiven erhebt. Zur Sicherstellung der Pflege- und Versorgungsqualität braucht es eine kritische ethisch-analytische Reflexionskompetenz, soziale Kompetenz, fachliche Bildung und professionelles Selbstbewusstsein. Sich nur auf die soziale Kompetenz zu stützen und Bildungserfordernisse beziehungsweise berufliche Zugänge in der Pflege wiederholt abzusenken, ist ebenso verantwortungslos, wie die ethischen, sozialen und personalen Kompetenzen im Qualifikationsprozess auf Kosten einer zugewandten, vertrauensvollen und personenzentrierten Bezugspflege zu reduzieren und primär an Effektivität und Effizienz auszurichten.

Deutlich ist: In Bezug auf die Interventionen zur Reduktion des Pflegenotstands ist ergänzend zu den bedeutsamen (berufs-)politischen, institutionellen und strukturellen Entscheidungen die ethisch begründete Entscheidung unabdingbar – sonst wird die gelinderte Not des Einen zur Not des Anderen.

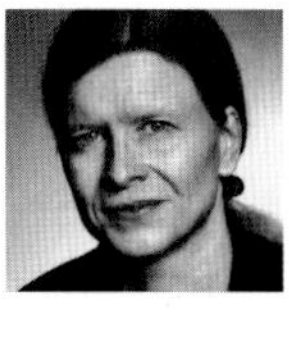

Annette Riedel ist Pflegefachkraft und seit 2008 Professorin an der Hochschule in Esslingen mit den Lehrschwerpunkten Ethik und Pflegewissenschaft.

E-Mail: Annette.Riedel@hs-esslingen.de

Literatur

BGW (Berufsgenossenschaft für Gesundheitsdienst und Wohlfahrtspflege) (2017). Pflege 4.0 – Einsatz moderner Technologien aus der Sicht professionell Pflegender. Forschungsbericht. Abrufbar unter: https://www.bgw-online.de/SharedDocs/Downloads/DE/Medientypen/BGW%20Broschueren/BGW09-14-002-Pflege-4-0-Einsatz-moderner-Technologien_Download.pdf?__blob=publicationFile

Bundesagentur für Arbeit (2018). Fachkräfteengpassanalyse. Juni 2018. Abrufbar unter: https://statistik.arbeitsagentur.de/Statischer-Content/Arbeitsmarktberichte/Fachkraeftebedarf-Stellen/Fachkraefte/BA-FK-Engpassanalyse-2018-06.pdf (zuletzt aufgerufen am 22.08.208).

Graf, B. et al. (2018). Entwicklung eines intelligenten Pflegewagens zur Unterstützung des Personals stationärer Pflegeeinrichtungen. In: Pfannstiel, M. A.; Krammer, S.; Swoboda, W. (Hrsg.), Digitale Transformation von Dienstleistungen im Gesundheitswesen IV: Impulse für die Pflegeorganisation. Wiesbaden.

Helmrich, C. (Hrsg.) (2017). Die Verfassungsbeschwerden gegen den Pflegenotstand. Dokumentation und interdisziplinäre Analysen. Baden-Baden.

Höhmann, U.; Lautenschläger, M.; Schwarz, L. (2016). Belastungen im Pflegeberuf – Bedingungen, Folgen und Desiderate. In: Jacobs, K.; Kuhlmey, A.; Greß, S.; Klauber, J.; Schwinger, A. (Hrsg.), Pflege-Report. Schwerpunkt: Die Pflegenden im Fokus (S. 73–90). Stuttgart.

Kersting, K. (1999). Coolout im Pflegealltag. In: Pflege & Gesellschaft, 4 (3), S. 53–60.

Kersting, K. (2016). »Coolout« in der Pflege. Eine Studie zur moralischen Desensibilisierung. 4. Auflage. Frankfurt a. M.

Kümmerling, A. (2016). Erschöpft, unterbezahlt und ohne Lobby – Beschäftigte in der Altenpflege. In: Haipeter, T.; Latniak, E.; Lehndorff, S. (Hrsg.), Arbeit und Arbeitsregulierung im Finanzmarktkapitalismus. Chancen und Grenzen eines soziologischen Analysekonzepts (S. 141–167). Wiesbaden.

Remmers, H. (2018). Anmerkungen zum »Schicksal« von Care-Berufen im Kontext gesellschaftlicher Erosionskrisen. In: Balzer, B.; Barre, K.; Kühme, B.; Gahlen-Hoops, W. von (Hrsg.), Wege kritischen Denkens in der Pflege (S. 103–117). Frankfurt a. M.

Sahmel, K.-H. (2018). Pflegenotstand – ist das Ende der Menschlichkeit erreicht? In: Pflegezeitschrift, 71 (6), S. 18–20.

SBK/ASI (Schweizer Berufsverband der Pflegefachfrauen und Pflegefachmänner) (2018). Ethische Standpunkte, 5.

Schmidbauer, W. (Hrsg.) (1992). Pflegenotstand – das Ende der Menschlichkeit. Vom Versagen der staatlichen Fürsorge. Reinbek.

Weidert, S. (2014). Pflegenotstand oder wie Pflegende die Not am eigenen Leibe spüren. In: Böhme, G. (Hrsg.), Pflegenotstand: der humane Rest (S. 99–114). Bielefeld.

Whittal, A.; Böckmann, M. (2018). Internationale Rekrutierung und Migration von Ärztinnen, Ärzten und Personal in Gesundheitsfachberufen. Ein qualitatives Scoping. Review der Public Health Literatur. In: Ethik in der Medizin 30 (3), S. 263–283.

Ehrenamtliche zwischen Anspruch und Wirklichkeit – Grenzüberschreitungen und wie weiter?

Über Halt und Haltung

Fanny Dethloff

Grenzen in der Care-Arbeit

»Ich schaffe das nicht mehr«, die das so sagt, ist schon Jahre dabei als Ehrenamtliche in der Hospizarbeit. Am liebsten zu Hause in den eigenen vier Wänden sterben dürfen, so der Wunsch vieler Menschen. Die SAPV-Teams[1] sind gut aufgestellt. Allein die häusliche Pflege kommt oft nicht mehr hinterher. Kein Personal. In einigen ländlichen Regionen wurden die Verträge der Sozialstationen mit Patienten und Patientinnen einfach gekündigt. Kaum andere private Träger, kaum Zeit, und das, was an psychosozialer Betreuung auf der Strecke bleibt, sollen Ehrenamtliche bitte ausgleichen. Dazu gibt es dann Kooperationsverträge. Doch nun ist die Ehrenamtliche selbst Anfang siebzig. Sie gehört zu der Gruppe, die geschieden ist, kaum Rente bezieht und mit öffentlichen Verkehrsmitteln über die Dörfer fährt. Die Grenze ist längst überschritten. Und jede/n schmerzt es, die oder der das wahrnimmt.

»Ich schaffe das nicht mehr«, die das sagt, ist Anfang sechzig und arbeitet ehrenamtlich in der Klinikseelsorge mit. Sich schnell Hilfe, Supervision und Unterstützung organisieren, ist ein wichtiger Anker gegen das Ausbrennen, gegen drohende Grenzüberschreitung.

Grundsätzlich aber muss auch gefragt werden: Was ist Care-Arbeit eigentlich in dieser Gesellschaft wert? Und wo wird bei der drohenden und schon existierenden Altersarmut angesetzt? Wie wird vorgesorgt in den Besuchsdiensten, in den Vereinen? Grenzüberschreitungen des gesellschaftlichen Denkens sind gefragt: Es ist Zeit, einiges gerechter zu gestalten.

Zwischen Anspruch und Wirklichkeit werden viele Ehrenamtliche zerrieben, die sich obendrein auch noch anhören müssen, dass sie ja wohl unter einem »Helfer-Syndrom« leiden würden und nur vor ihrer eigenen Einsamkeit fliehen wollten. »Man muss ja auf seine Grenze achten« – das hören viele im privaten Bereich, wenn sie von ihrer Arbeit erzählen; und immer wieder: »Also, das könnte ich ja nicht!« Schaut man genauer hin, sind es die, die meistens Zeit schenken in Kliniken, in Hospizen, die einen Sinn in der ehrenamtlichen Aufgabe sehen, eigene Erfahrungen einbringen können, regelmäßig die Supervisionen besuchen und oftmals sehr aufmerksam über die eigenen Grenzen reflektieren.

Care-Arbeit gehört anders gewürdigt und abgesichert. Solange das nicht so ist, muss in den ehrenamtlichen Vereinen, der Klinikseelsorge, den Besuchsdiensten und ambulanten wie stationären Hospizvereinen ein Nachdenken über Gerechtigkeit, über soziale, finanzielle Bedürfnisse auch der Ehrenamtlichen selbst stattfinden wie auch über die Folgen von Altersarmut in unserer Gesellschaft.

Es geht um Halt im Leben und man nimmt eine Haltung im Leben ein. Halt haben, Werte haben, einen Glauben oder einen ethischen Kodex haben, auf dem man fest steht – und eine Haltung, also eine gelebte Praxis, ein Handeln, das damit verknüpft ist. Beides bedingt sich wechselseitig. Wenn man etwas behauptet, wichtig und ernst zu nehmen, es aber vernachlässigt im Han-

Leidfaden, Heft 1 / 2019, S. 33–37, © Vandenhoeck & Ruprecht GmbH & Co. KG, Göttingen, 2019, ISSN 2192-1202

deln, beschädigt es den eigenen Halt und umgekehrt. Beides beeinflusst sich und ist veränderbar im Leben. Manche Erfahrung kommt hinzu und bereichert beides, Halt und Haltung.

Sich vergewissern, was der gemeinsame Halt, die gemeinsamen Werte sind, das machen viele Besuchsdienstgruppen und Hospizvereinigungen gerade am Anfang der Ausbildung, in Aus- und Fortbildungen. Durch Supervisionen wird die Haltung gestärkt, das Gegenüber, den Anderen, den nahen oder fernen Menschen genau wahrzunehmen – und die eigenen Grenzen. Oft aber geht im alltäglichen Stress dann unter, was eigentlich in Ruhe, mit Würde, in liebevoller Achtsamkeit begonnen wurde. Es kann dann in eine Art »Ausbrennen« und ein »Ich kann nicht mehr!« münden.

Vorher reden kann helfen. Rechtzeitig um Hilfe bitten, mit Koordinatorinnen, mit Supervisorinnen, mit anderen Begleitern und Begleiterinnen sprechen. Oft sind es immer die gleichen Fragen: Was geht? Was geht nicht? Was will ich und kann ich?

Es kann heißen, dass jemand zusätzlich in die Begleitung mit einsteigt, um Grenzüberschreitungen zu vermeiden helfen. Dass man sich ab-

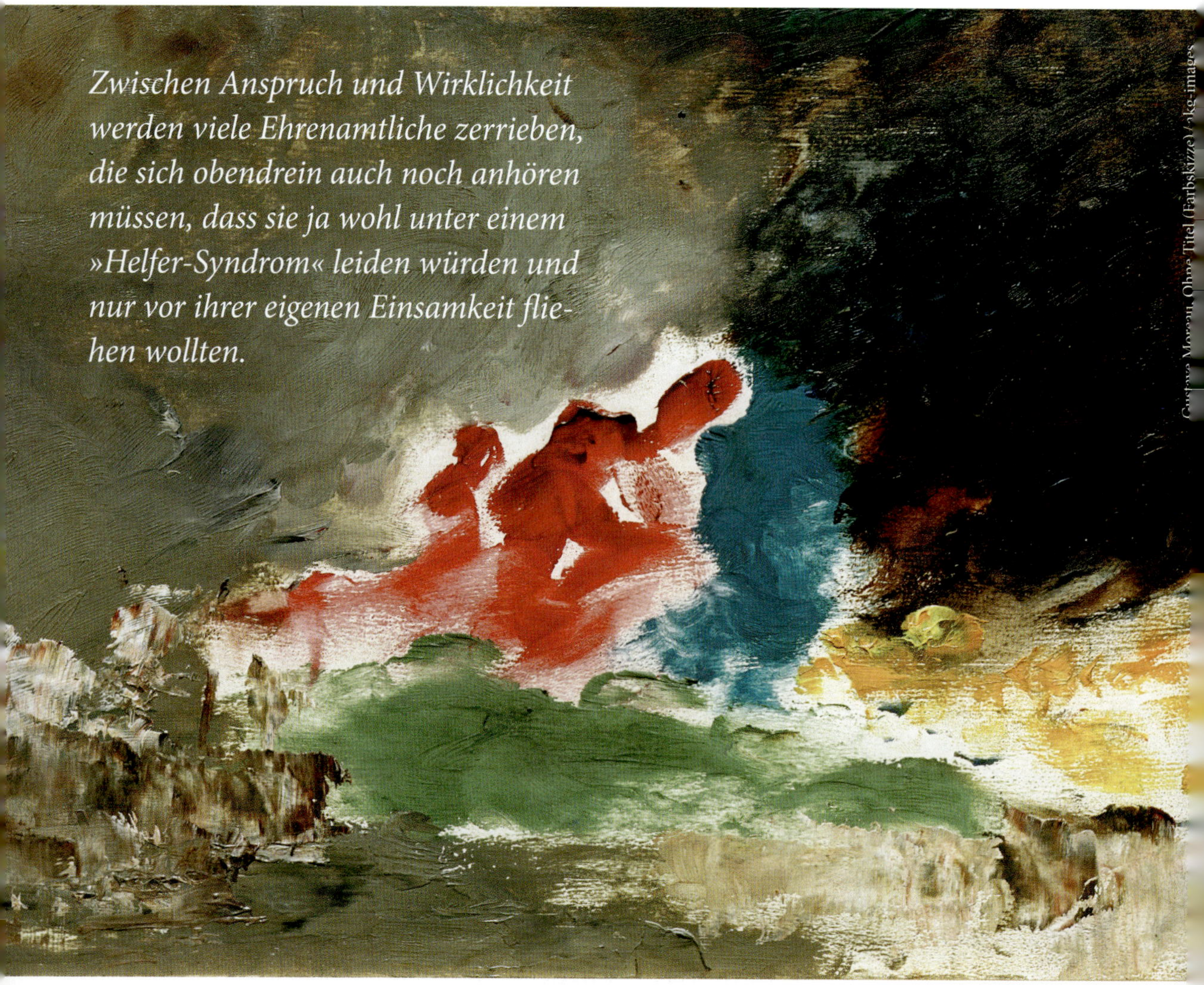
Zwischen Anspruch und Wirklichkeit werden viele Ehrenamtliche zerrieben, die sich obendrein auch noch anhören müssen, dass sie ja wohl unter einem »Helfer-Syndrom« leiden würden und nur vor ihrer eigenen Einsamkeit fliehen wollten.

Gustave Moreau, Ohne Titel (Farbskizze) / akg-images

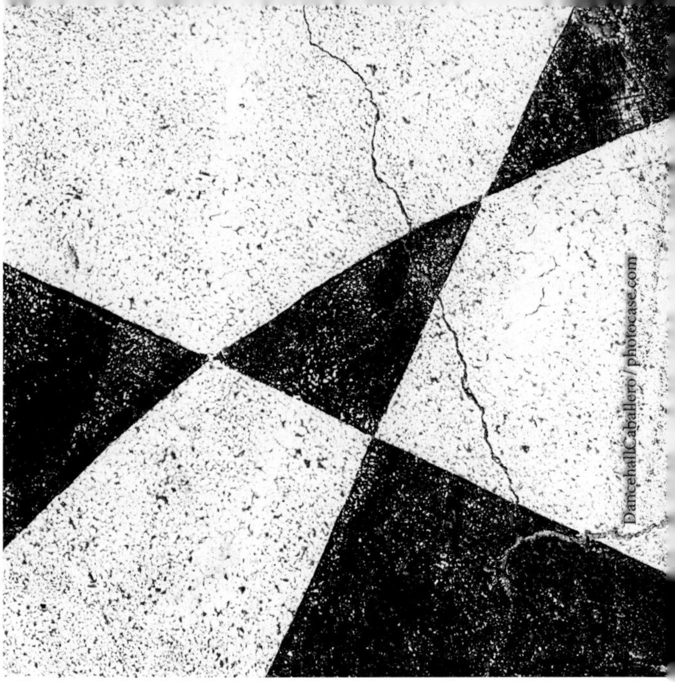

wechselt und auch verstärkt gemeinsam Themen ansprechen kann, wo einem selbst die Worte versagen – oder aber manches zu vehement herauskommt, was auch wieder eine Grenzüberschreitung sein könnte.

Grenzüberschreitungen anhand von Beispielen

Beispiel 1 »Ich glaube, ich habe einfach eine Grenze überschritten« – peinlich berührt spricht sie es aus. Sie ist Anfang sechzig und schon in Rente. Sie hat einen Mann begleitet, der Anfang 50 war und nun verstorben ist. »Und dann habe ich die Contenance verloren. Ich habe einfach nur geheult«, erzählt sie. »Die Angehörigen haben mich trösten müssen. Dabei war ich doch da, ihnen beizustehen!«

Es gehört immer eine große Portion Mut dazu, Schwäche zu zeigen, mögliche Fehler zu bekennen. Es braucht eine vertrauensvolle Atmosphäre. Welche Rolle haben die Helfenden? Sie sind nicht die Tragenden, nicht die Rettenden, sondern die, die beistehen. Und doch ist Retter/-in sein eine große Versuchung. Oftmals ist aber Ohnmacht ein vorherrschendes Gefühl und es braucht Halt, dies auszuhalten. Statt zu retten, heißt es, als Begleitung eher Zeuginnen und Zeugen des Geschehens zu sein. Wie gut, wenn man berührbar bleibt und Gefühle zeigen kann. Wie hilfreich, wenn die Angehörigen eine andere Rolle erhalten und aktiv werden können. Sie haben getröstet. Nein, keine Grenze wurde überschritten, sondern die Menschlichkeit gewahrt.

Beispiel 2 Er ist so wütend, viel zu schnell geht es zu Ende. Und nun kommen sie mit Duftölen und Kräutern, um ihn zu beruhigen. Dabei meinen sie alle es nur gut. Ob er eine Massage wolle. Nie im Leben hatte er so etwas. Ob er noch einmal ein wohltuendes Bad …? Er brüllt herum. Irgendwann reißt jemandem der Geduldsfaden und sie brüllt zurück. Alle sind erschrocken. »Was soll das hier? Warum toben Sie so herum? Glauben Sie, dass Sie es sich damit leichter machen?!« Alle halten den Atem an.

Eine Grenzüberschreitung? Sicher, aber eine not-wendige. Endlich jemand, der den Zorn des Mannes ernst nimmt, der gegenhält und nicht mit Wattebäuschchen wirft, wenn etwas Handfesteres gebraucht wird. »Wir müssen darüber reden«, sagen die, die sich fürchten vor diesen wütenden, zornigen Elementen. Leise, liebevoll, wertschätzend ist der Ton sonst hier. Langsam und bedeut sam reden alle, Sinn geschwängert alles, was gesagt wird. Und nun jemand, der da gegen anbrüllt. Der Zorn ist eine lebendige Energie, die Klage ein legitimer Ausdruck. Wie heilsam, wenn die eingeübte Haltung platzt.

Beispiel 3 Ihr Gejammer hat diesen hohen nervtötenden Ton. Ja, ihr Leben ist nur noch kurz. Aber dieser Ton ist kaum auszuhalten. Es ist diese vorwurfsvolle Opferrolle und diese dahinter mitschwingende Aggressivität, die die Familienangehörigen flüchten lässt, die es dem Pflegepersonal so schwer macht und die ehrenamtliche Helferin ratlos werden lässt. Achtsam und liebevoll wertschätzend geht sie auf die Frau ein. Doch der Ton ändert sich nicht. »Ich sehe, ich kann gar nichts für Sie tun, nichts, was Ihnen hilft, kein Wort, das weiterhilft oder tröstet. Schade, dann gehe ich jetzt besser.« Aber das will die Frau auch nicht: »Nein!« Sie hatte immer Macht ausgeübt, immer über ihre Opferrolle alle domptiert. Nun im Sterben verweigern sich ihre Angehörigen, können nicht mehr.

Die Ehrenamtliche ist gefangen. Grenzüberschreitung? Nur mit der eigenen Wahrheit kommt sie weiter. »Man hält es nur schwer aus, wenn alles so düster ist. Ich kann das auch nur bedingt mit aushalten.« Als die Frau anfängt zu weinen, wird das Leid hinter dem jammernden Ton sichtbar. So viel verpasstes Leben, so wenig echte Gefühle, so viel Ungelebtes. Etwas kommt wieder ins Fließen – es braucht manchmal Grenzüberschreitungen, statt einer dauernden mitgehenden Akzeptanz. Mut, den Halt zu riskieren, die antrainierte Haltung auch aufzugeben, was dann neue Aspekte ans Licht bringen kann.

Beispiel 4 Sie wirft alle hinaus. Niemand soll noch hereinkommen. »Geht alle!« Die Helfenden sehen sich ratlos an. Soll das so sein? Aber es ging doch darum, niemanden allein zu lassen – oder etwa nicht? Was ist hier die Grenzüberschreitung – einfach im Zimmer zu bleiben? »Lasst mich alle in Ruhe!« »Ist das Ihr Ernst?« die sich da nachzufragen traut, steht dicht dabei. »Ja!« »Dann gehen wir jetzt besser!« Grenzüberschreitend und den letzten Wunsch verletzend wäre es, weiter dazubleiben.

Beispiel 5 »Da war meine Grenze aber erreicht!« Mit empörter Stimme trägt die Ehrenamtliche es vor. Dabei hatte sie wohl zu lange etwas ertragen, was nicht ging. Wochenlang hatte sie ehrenamtlich Dienste getan. Ob sie nur so herumsitzen könne, fragte eine Angehörige schließlich, sie könne sich doch auch mal im Haushalt nützlich machen.

Auf die eigene Grenze achten, Grenzüberschreitungen rechtzeitig wahrnehmen und auch artikulieren und sich schnell Hilfe organisieren, sind meines Erachtens immer noch zu wenig im Bewusstsein. Manchmal ist es einfach die Anstrengung in der Schlussphase, die einen über die eigene Grenze hinaus fordert. Manchmal sind es Angehörige, die unsensibel mit einem umgehen und sich womöglich in Konkurrenz sehen zu ehrenamtlichen Begleiterinnen und Begleitern. Manchmal aber ist es auch zu viel gelerntes Wissen, das einem die einfachen Handlungsmöglichkeiten, eigene klare Gefühlsäußerungen gar nicht mehr zu erlauben scheint.

Gib, was du brauchst

Eine kurze Formel, die nicht immer passt, aber hilfreich sein kann. Sie ist auch nicht vorschnell mit den ganzen Achtsamkeitsübungen zu verwechseln. Es gibt bei aller Wertschätzung auch in der Achtsamkeitsschule eine kalte, auf sich selbst bezogene Seite.

Gib, was du brauchst setzt mich nicht vorschnell mit meinem Gegenüber gleich. Es hilft wahrzunehmen, wie ich es sehen könnte, was ich brauchen könnte und was ich geben würde.

Gib, was du brauchst hilft, sich selbst als Instrument zu begreifen. Eher noch als von den Grenzen her zu denken. Es kommt etwas ins Klingen, klingt an in einem, wird zur Resonanz auf das Gesagte, Gehörte. So kann es richtig sein, auf den Zorn zu antworten, auf die versteckte Aggression einzugehen – und nicht nur sich selbst schützend nach der eigenen Grenze zu fragen. *Gib, was du brauchst,* hilft, sich selbst treu zu bleiben und Konflikten nicht auszuweichen.

Grenzüberschreitungen – wie gut, wenn es welche gibt.

Den Halt immer wieder gemeinsam überprüfen, die Haltung immer wieder neu justieren und einüben. Supervision ist dabei unerlässlich. Aber auch und gerade die vermeintlichen Grenzüberschreitungen als Chance zu sehen, neu auszuloten, wie Halt und Haltung verankert sind.

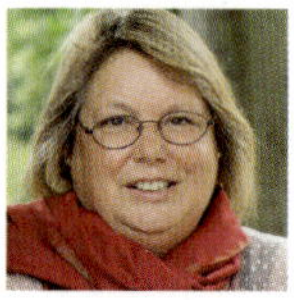

Fanny Dethloff ist Pastoralpsychologin in einer Klinik und einem Altenheim, Notfallseelsorgerin, Hospizverein-Vorsitzende. Sie war Gemeindepastorin in Hamburg, Gefängnisseelsorgerin, Flüchtlingsbeauftragte der Nordkirche.

E-Mail: f.dethloff@kirchenkreis-ploe-se.de

Anmerkung

1 Teams der spezialisierten ambulanten Palliativversorgung.

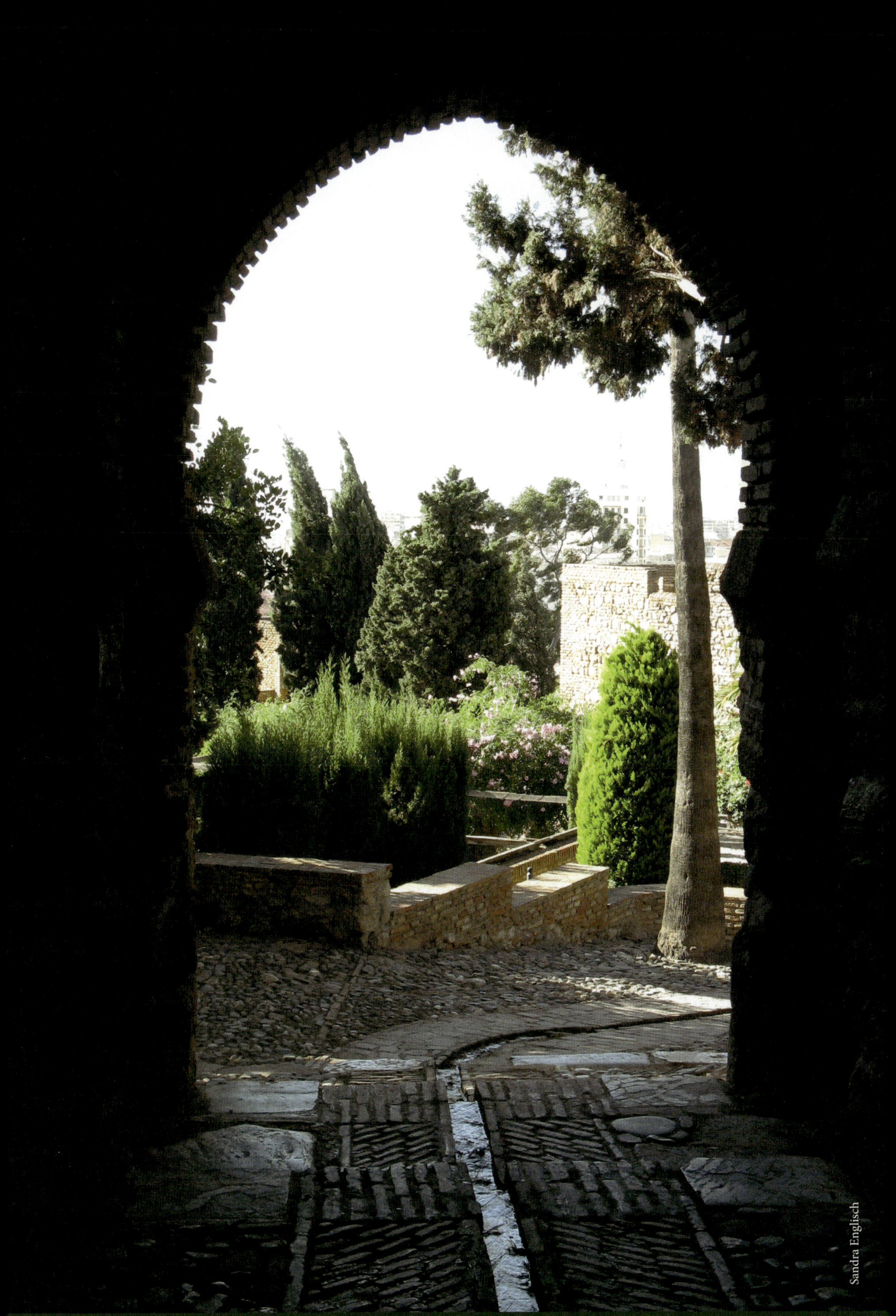

Sandra Englisch

Es braucht manchmal Grenzüberschreitungen, statt einer dauernden mitgehenden Akzeptanz. Mut, den Halt zu riskieren, die antrainierte Haltung auch aufzugeben, was dann neue Aspekte ans Licht bringen kann.

Normen, Werte und Leitlinien in der Arbeit mit Trauernden – eine Annäherung

Urs Münch und Heidi Müller

Ethik ist ein Teilbereich des Wissenschaftsgebiets Philosophie. Sie versucht auf reflektierende Weise bestmögliches Handeln zu ergründen. Doch wie sieht bestmögliches Handeln in der Trauerbegleitung, Trauerberatung oder der Trauertherapie aus? Welche Leitlinien spielen in der Trauerversorgung aktuell eine zentrale Rolle? Wie wird dies in anderen Ländern gehandhabt und welchen Vorgaben sollte mehr Beachtung geschenkt werden, insbesondere hinsichtlich der Diagnose »Anhaltende Trauerstörung«, die in das neue Klassifikationssystem ICD-11 aufgenommen wurde?

Der Psychologische Psychotherapeut Urs Münch und die Wissenschaftlerin und Trauerberaterin Heidi Müller tauschten sich über diese Fragen aus.

Welche Leitlinien gibt es aktuell in Deutschland für den Bereich der Trauerbegleitung?

Urs Münch: Die Angebotspalette für Menschen mit Verlusterfahrungen ist in Deutschland sehr groß. Es gibt Trauerbegleiter, Trauerberater und auch Menschen, die Trauertherapie anbieten. Das wirkt bestimmt nicht nur auf Außenstehende verwirrend.

Heidi Müller: Wir haben in einer Studie knapp 130 Angaben zu Personen und Instituten erhalten, die in Deutschland unterschiedlichste Weiterbildungen im Bereich Trauer anbieten. Das allein schafft schon Verwirrung.

Urs Münch: Vermutlich vermitteln diese auch ganz unterschiedliche Leitlinien.

Heidi Müller: Grundsätzlich gesehen gibt es keine allgemeingültigen Leitlinien oder gar Normen für die Tätigkeit der Trauerbegleiter. Es gibt allenfalls Empfehlungen, die vor allem Aspekte der Qualifizierung beziehungsweise Qualitätssicherung betreffen. Auch diesbezüglich wünsche ich mir in Deutschland mehr systematische Trauerforschung, die die praktische Arbeit auf eine gesicherte Grundlage stellt.

Urs Münch: Im Hinblick auf die Qualitätssicherung wäre es neben fortwährender Fortbildung und Literaturstudium meines Erachtens wichtig, das eigene Handeln und Tun zu reflektieren. Dafür sind Supervision oder Intervision wichtige Bausteine. Denn alles, was ich als Profi mache, hat Wirkung, im Positiven wie auch im Negativen. Ich sollte reflektieren, warum ich etwas wie tue, beziehungsweise auch merken, wenn ich an meine Grenzen komme, gerade wenn ich mit Menschen zu tun habe, die sich in einer emotionalen Ausnahmesituation befinden.

Heidi Müller: Mir stellt sich eine grundsätzlichere Frage: Was ist ein Trauerbegleiter? Worin unterscheidet er sich von einem Trauerberater und einem Trauertherapeuten? Hier fehlt es meines Erachtens an klaren Definitionen. Diese stellen die Grundlage dar, um Leitlinien, vielleicht auch Normen für bestmögliches Handeln abzuleiten.

Urs Münch: Die Begrifflichkeiten müssen geschärft werden. Ob es Begleitung oder Therapie heißt, macht einen Unterschied. Bei Ersterem ist es im besten Sinne eine einfühlsame Begleitung durch eine schwere Zeit, bei Letzterem besteht schon ein Heilungsanspruch, hier wird die Grenze zur Psychotherapie überschritten. Da bewegen wir uns im Feld derer, die eine Heilerlaubnis brauchen, um tätig zu werden.

Leidfaden, Heft 1 / 2019, S. 38–42, © Vandenhoeck & Ruprecht GmbH & Co. KG, Göttingen, 2019, ISSN 2192-1202

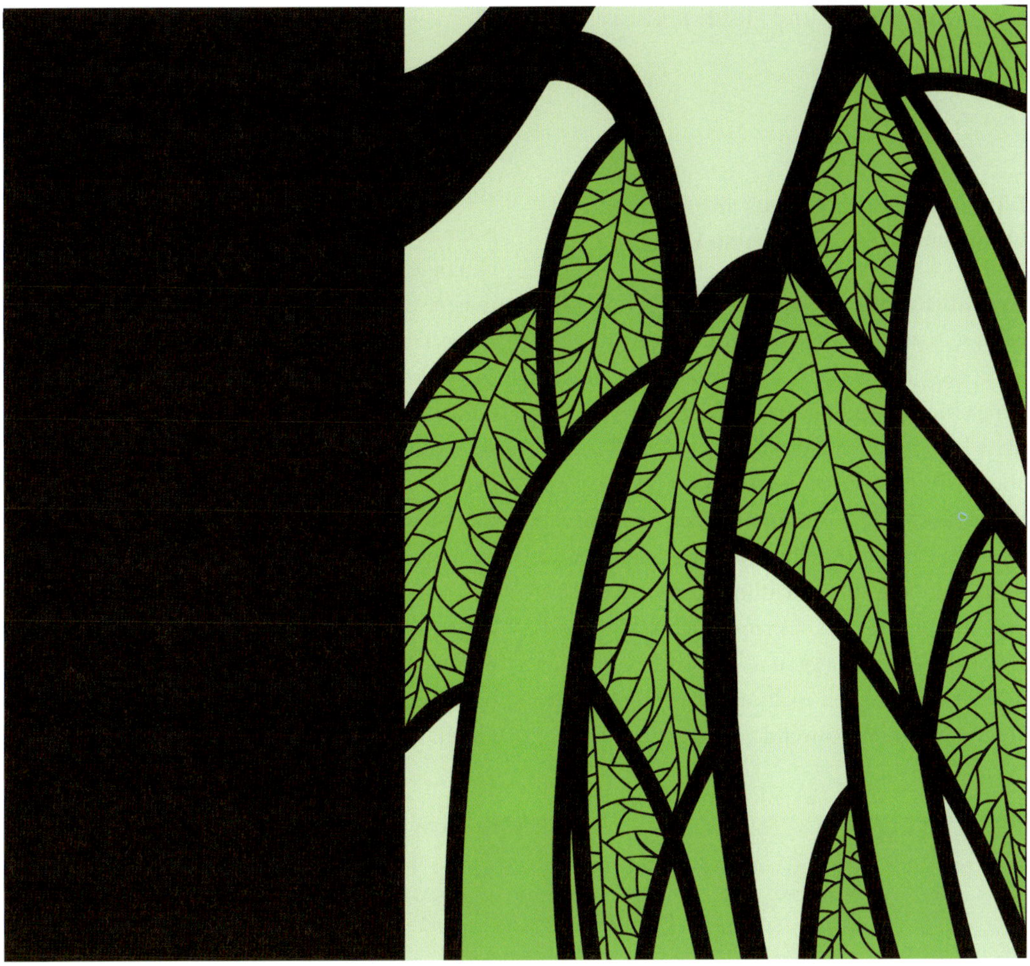

Iryna379 / Shutterstock.com

HEIDI MÜLLER: Im englischsprachigen Raum gibt es den Terminus »Trauerbegleiter« gar nicht. Deshalb wäre es ja auch so wünschenswert, den Begriff zu diskutieren und zu schauen, was sich dahinter verbirgt und wie er sich abgrenzt, auch von dem, was zum Beispiel in den USA »(grief) counseling« genannt wird.

Wie sieht es im internationalen Vergleich aus? Welche Leitlinien gibt es in anderen Ländern?

URS MÜNCH: Im internationalen Vergleich ist das Thema »Ethische Leitlinien für den Umgang mit Trauernden« präsenter.
HEIDI MÜLLER: Es gibt zahlreiche Wissenschaftler wie zum Beispiel Thomas Attig, die sich mit dem Thema auseinandersetzen. Aber auch internationale Fachorganisationen wie die Association for Death Education und Counseling (ADEC) mit Sitz in den USA nehmen das Thema ernst. Die ADEC verfügt über einen sogenannten Code of Ethics, der umfangreich und differenziert ist. In Deutschland vermisse ich die Auseinandersetzung mit dem Thema.
URS MÜNCH: Doch auch in anderen Ländern wie den USA gibt es Unterschiede, was die Einhaltung gewisser Standards anbelangt.
HEIDI MÜLLER: Betrachten wir die Forderung, dass Fachkräfte ihr Wissen immer wieder an den aktuellen Kenntnisstand anpassen sollten. Für die ADEC hat das so hohe Priorität, dass sie ihr Zertifikat nur für drei Jahre vergibt. In diesem Zeitraum müssen entsprechende Nachweise zur Weiterbildung erbracht werden, damit eine Fachkraft es weiterführen darf. Nun sind aber auch in den USA nicht alle Fachkräfte Mitglied der ADEC, somit dürften auch dort erhebliche Unterschiede vorliegen, allein wenn es um dieses Qualitätskriterium geht.

Gibt es Leitlinien, die aus anderen Fachbereichen adaptiert werden könnten?

Urs Münch: Es scheint mir eine wichtige Frage zu sein, wie ich als Profi dafür Sorge zu tragen habe, dass durch die Art meiner Arbeit mit anderen Menschen, die sich mir anvertrauen, für diese kein Schaden entsteht.

Heidi Müller: Es ist die zentrale Frage.

Urs Münch: Die Medizinethiker Beauchamp und Childress (2001) formulierten vier Grundprinzipien, die auch Richtlinie zum Beispiel für Psychotherapie sind. Es sind Nichtschädigung, Autonomie, Fürsorge und Gleichheit. Könnten diese Prinzipien nicht auch im Bereich der Trauerbegleitung Anwendung finden?

Heidi Müller: Ich habe Sorge, dass die große Nähe zu den »Psy-Disziplinen« (Psychiatrie, Psychologie) weiter zur Medikalisierung der natürlichen, biologisch determinierten Reaktion namens Trauer beiträgt.

Urs Münch: Der Basisemotion Trauer.

Heidi Müller: *(lacht)* Hier kommen zwei unterschiedliche Definitionen von Trauer zum Ausdruck.

Urs Münch: Unterschiedliche Sichtweisen, seien sie aus der Psychologie, Soziologie etc., können sich synergetisch ergänzen. Das erweitert den Horizont. Doch kommen wir auf die Grundprinzipien der Medizinethik zurück. Wenn ich als Trauerbegleiter vorgebe, was richtig und was falsch ist, indem ich zum Beispiel stur Ideen wie etwa »Ge-

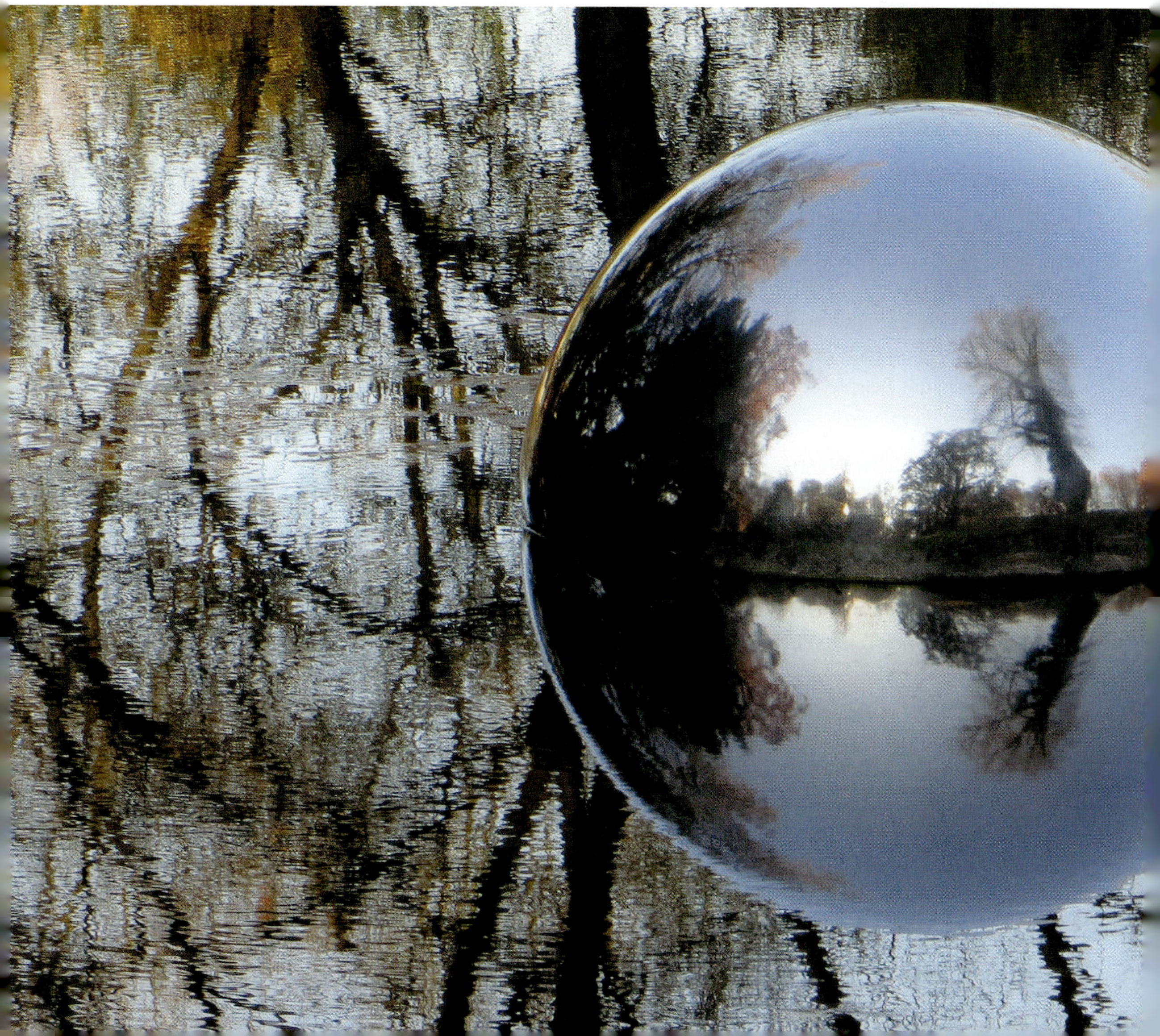

fühle müssen ausgedrückt werden« folge, dann kann das negative Folgen für den Trauernden haben. Bei »muss« wächst bei mir in »fittem« Zustand sofort Widerstand. Aber als Trauernder bin ich verletzbar, verwundbar und kann mich vielleicht nicht so wehren. Unter Leidensdruck sind meine Instinkte, was mir gut tut und was nicht, leider deutlich schlechter ausgeprägt. Da besteht das Risiko, abhängig zu werden und Autonomie zu verlieren, was gleich drei Prinzipien verletzt, nämlich auch die Fürsorge und die Nichtschädigung.

Heidi Müller: Ich glaube: We can do better! Die ethischen Richtlinien der Medizin fokussieren zu sehr auf den *Charakter unseres Handelns* beziehungsweise die *Konsequenzen des eigenen Handelns* (What is generally best to do). Sie sagen uns nur, was wir nicht dürfen. Offen bleibt, was ethisch gesehen wünschenswertes Handeln ausmacht. Ein anderer Ansatz ist es, sich dem *Charakter des Menschen* zuzuwenden. Vielleicht geht es allzu oft darum, das »Problem Trauer« zu lösen. Dabei geht der einzelne Mensch mit seiner Geschichte, seinen Werten, seiner Weltsicht verloren.

Urs Münch: Eine wertschätzende, Würde wahrende Haltung seitens des Begleiters, wie auch Chochinov (2017) es andenkt, die zu einem geleiteten Finden und Entdecken des eigenen Weges des Betroffenen führt, kann ich gut mittragen. Wie steht es mit Gleichheit?

Heidi Müller: Hier geht es um Aspekte wie Glaubensvielfalt, Zugangsmöglichkeit, Nationa-

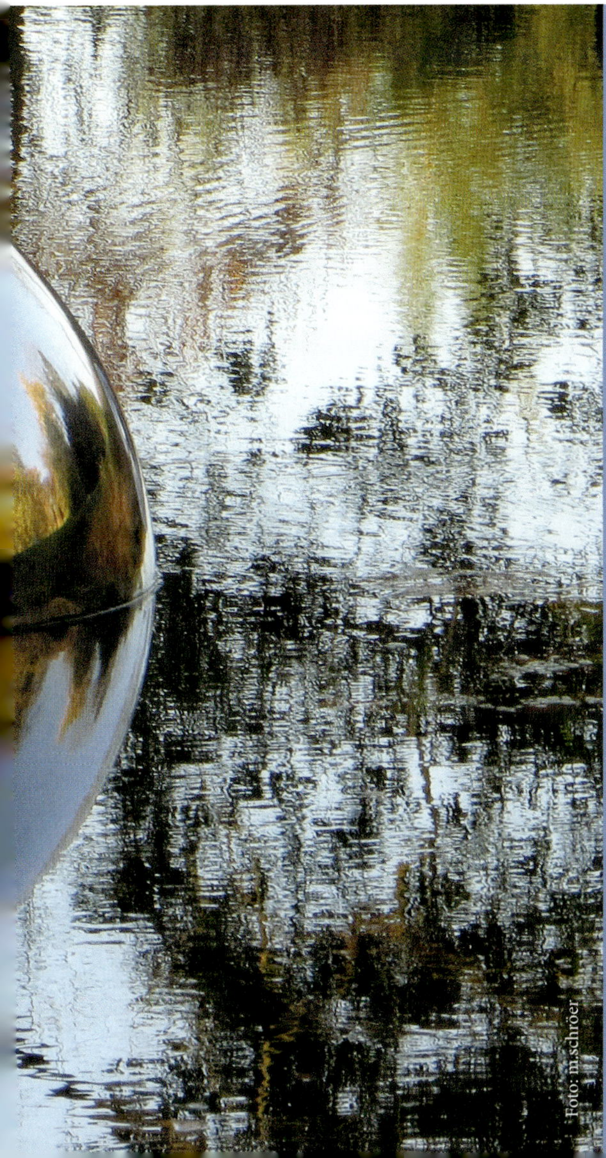
Foto: m.schröer

Vielleicht geht es allzu oft darum, das »Problem Trauer« zu lösen. Dabei geht der einzelne Mensch mit seiner Geschichte, seinen Werten, seiner Weltsicht verloren.

lität. Also um die Idee, niemanden aufgrund dieser und ähnlicher Aspekte zu benachteiligen.

Urs Münch: Ich denke, das wäre eine Norm, die in Systemen von Helfenden und Unterstützern Allgemeingültigkeit haben sollte. Ebenso wie Autonomie beziehungsweise das Problem der Abhängigkeit Beachtung finden sollte. In der Psychotherapie gibt es einen Ablösungsprozess, der seitens des Psychotherapeuten gezielt eingeleitet und gefördert wird, damit ein Klient wieder möglichst gut alleine durchs Leben kommt.

Heidi Müller: Abhängigkeiten sind problematisch. Dieser Punkt ist zu diskutieren. Doch bitte weniger im Zusammenhang mit Heilung, eher im Zusammenhang mit den gesamtgesellschaftlichen Veränderungen, die oft größeren Einfluss auf die Betroffenen haben, als viele meinen.

Urs Münch: Wir sollten erst im Rahmen von Heilen denken, wenn ein Problem da ist, das entsprechender Unterstützung bedarf, wie beispielsweise eine Komplizierte Trauer oder Betroffene, bei denen durch die Trauer eine (früher) vorhandene psychische Störung angetriggert beziehungsweise verstärkt wird. Es braucht bei den noch fehlenden Definitionen auch eine klare Abgrenzung zur Psychotherapie.

Heidi Müller: Darüber sollten sich dann auch die »Zuständigkeiten« klären. Komplizierte Trauer gehört in die Hände von speziell geschulten ärztlichen oder psychologischen Psychotherapeuten.

Urs Münch: Diese Klärung könnte im Rahmen der Diagnose der Anhaltenden Trauerstörung erfolgen.

Heidi Müller: Ich möchte nochmal an den Aspekt »Heilung« anknüpfen. Auch wenn kritisches Hinterfragen unbeliebt ist, stellt sich mir die Frage, inwieweit wir Trauerfachkräfte dazu beitragen, dass Trauer im Zusammenhang von Krankheit und Heilung gesehen wird. Häufig fängt es im Kleinen an, indem das Wort »Symptome« verwendet wird, obwohl von normaler Trauer die Rede ist. Fehlende Differenzierung und Genauigkeit führen zu irreführenden Vorstellungen.

Zusammenfassung

Urs Münch: Auf den Punkt gebracht, wo stehen wir, welche Leitlinien sollten in der Trauerbegleitung Standard sein?

Heidi Müller: Warum sollten es Leitlinien sein? Warum benennen wir nicht ethische Tugenden, die wir in unserer Arbeit mit den Betroffenen zusammen pflegen wollen? Anstand, Ehrlichkeit, Vertrauen, Kooperation, Mut, Loyalität, Dankbarkeit oder auch Demut. Attig (2015) schlägt in dem Zusammenhang das Konstrukt »Respekt« vor. Wenn wir die Werte in uns mobilisieren, die uns befähigen, einem Betroffenen voller Wertschätzung gegenüberzutreten, erst dann haben wir die Chance, wirklich helfen zu können.

Urs Münch: Das wäre ein Anfang. Vielleicht ließen sich die verschiedenen Ansätze miteinander kombinieren. Aber das diskutieren wir ein andermal.

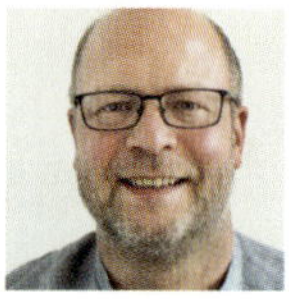

Urs Münch, Diplom-Psychologe und Psychologischer Psychotherapeut, arbeitet als Psychoonkologe in den DRK-Kliniken Berlin Westend, dort auch als Teil des Palliativteams. Er engagiert sich in der Deutschen Gesellschaft für Palliativmedizin (DGP) und ist assoziiertes Mitglied im Bundesverband Trauerbegleitung (BVT).

E-Mail: urs.muench@palliativ-medizin.de

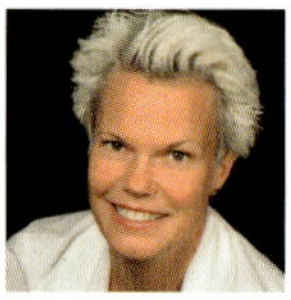

Heidi Müller ist Wissenschaftliche Mitarbeiterin und Trauerberaterin am Trauerzentrum Frankfurt a. M., Doktorandin an der Universitätsklinik Gießen und Marburg, Standort Gießen, und Herausgeberin des Newsletters »Trauerforschung im Fokus«.

E-Mail: heidi.mueller@trauer-forschung.de

Literatur

Attig, T. (2015). The ethics of caring for the dying and the bereaved. In: Stillion, J. M.; Attig, T. (Hrsg.), Death, dying and bereavement. Contemporary perspectives, institutions, and practices (S. 75–89). New York.

Beauchamp, T. L.; Childress, I. F. (2001). Principles of biomedical ethics. New York, Oxford.

Chochinov, H. (2017). Würdezentrierte Therapie. Was bleibt – Erinnerungen am Ende des Lebens. Göttingen.

Diversität als ethisches Thema in der Begleitung

Martin W. Schnell

Das Lebensende ist eine ethisch sehr belangvolle Phase, weil es Situationen von höchster Verwundbarkeit (Vulnerabilität) beinhaltet. Dabei verfügt diese Lebensphase über eine eigentümliche Struktur: Menschen – meist als Patienten, Patientinnen oder Bewohner/-innen – leben mit der Endlichkeit ihrer Existenz vor Augen. Begleitet werden diese Personen im Rahmen der Palliative Care von Pflegenden, Ärzten/Ärztinnen, Therapeuten/Therapeutinnen, Ehrenamtlichen und/oder Angehörigen. Diese Begleiter/-innen leben als endliche Wesen, sie werden hier und jetzt aber den sterbenden Menschen überleben und sein Sterben »organisieren«. Diese Konstellation ist unter dem Begriff der *Diversität am Lebensende* im Diskurs der Palliativmedizin und der palliativen Versorgung eingeführt (Schnell und Schulz 2014).

Peter Noll, ein früherer Patient, hat für die Diversität folgende Worte gefunden: »Das Gespräch zwischen einem, der weiß, dass seine Zeit bald abläuft, und einem, der noch eine unbestimmte Zeit vor sich hat, ist sehr schwierig. Das Gespräch bricht nicht erst mit dem Tod ab, sondern schon vorher. Es fehlt ein sonst stillschweigend vorausgesetztes Grundelement der Gemeinsamkeit (...) Auf beiden Seiten wird viel Heuchelei verlangt. Darum auch die gequälten Gespräche an den Spitalbetten. Der Weiterlebende ist froh, wenn er wieder draußen ist, und der Sterbenden versucht zu schlafen« (Schnell und Schulz 2014, S. 23).

Die Diversität zeichnet sich durch eine Reihe von Asymmetrien aus:

- Ein Mensch verlässt definitiv die Welt, die Anderen leben weiter.
- Das Sterben ist keine Krankheit, es wird aber von lebenslimitierenden Krankheiten begleitet.
- Es stirbt ein Mensch, das Palliative-Care-Team behandelt aber nur Patienten/Patientinnen und Bewohner/-innen.

Unterschied zwischen Mensch und Patient

Tomasz Okon (2006) beschreibt in einer Studie kommunikative Situationen in der Palliativversorung. Im Mittelpunkt steht die Perspektivplanung: Was ist noch möglich? Der Arzt bietet dem Patienten psychologische Unterstützung, Begleitung, Beratung, Kunsttherapie und, wie man sagt, das »ganze Programm« einer guten Palliativversorgung an. Der Patient erwidert daraufhin, dass er nur einen Wunsch habe: Er möchte nicht sterben. Und wörtlich: »Ich bin es, der stirbt. Die Ärzte aber nicht. Sie werden diesen Raum verlassen. Ich nicht. Niemand versteht, was ich damit sagen will.«

Worin liegt das Problem? Der Arzt betrachtet den sterbenden Menschen als Patienten. Er bietet ihm folgerichtig medizinische und/oder therapeutische Leistungen an. Der Patient betrachtet sich aber als Menschen. Er hat einen zutiefst menschlichen Wunsch: Er möchte leben. Der Arzt kann dem Menschen nicht helfen, sondern nur dem Patienten, der sich in die Rolle des institutionell Sterbenden eingefügt hat.

Die Diversität, die wir hier sehen, hat auch soziologische Aspekte. Der Mensch ist darin ein Patient, dem Bedürfnisse zuerkannt werden, die von Pflege, Medizin und Therapie mehr oder weniger befriedigt werden können. Der Patient betrachtet die Situation hingegen im Licht eines existen-

Leidfaden, Heft 1 / 2019, S. 43–47, © Vandenhoeck & Ruprecht GmbH & Co. KG, Göttingen, 2019, ISSN 2192–1202

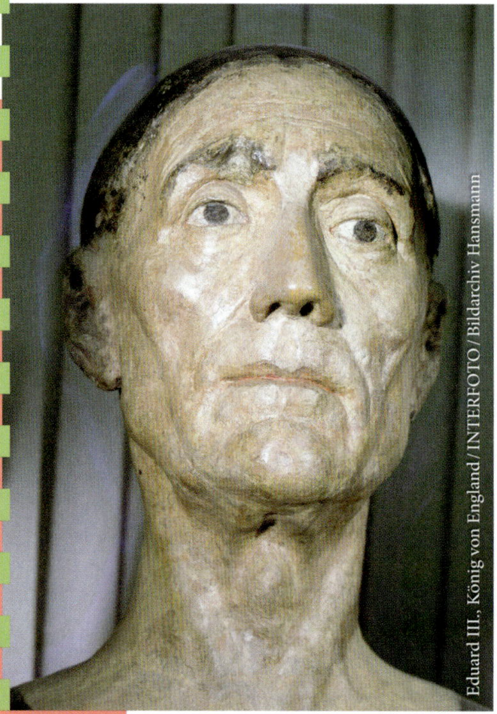
Eduard III., König von England / INTERFOTO / Bildarchiv Hansmann

Der Patient kehrt danach als Mensch in die Welt zurück. Entweder in dieselbe oder in eine andere, sofern er sein Leben ändert. Eine solche Rückkehr ist dem sterbenden Menschen verwehrt.

ziellen Schemas. Darin geht es um das Leben, die Gesundheit, die Kontinuität des Alltags, kurz: um das Sein ohne Krankheit. Wie können die Heilberufe hier hilfreich sein?

Das Durchleben einer Krankheit führt zu einer Distanzierung des Patienten von der Mitwelt. Klaus Dörner bezeichnet sie daher in seinem Buch »Der gute Arzt« als einen ichbezogenen, narzisstischen Zustand. Es stellt sich ein Bewusstsein eines oft schmerzlichen Vermissens der ehemals fraglosen Gesundheit ein. Krank zu sein bedeutet, mehr oder weniger Momente des Verlassens der gemeinsamen Bedeutungswelt, die der Boden für Verstehen und Zusammenleben mit anderen ist. Diese Distanzierung geschieht auf Zeit. Der Patient kehrt danach als Mensch in die Welt zurück. Entweder in dieselbe oder in eine andere, sofern er sein Leben ändert. Eine solche Rückkehr ist dem sterbenden Menschen verwehrt.

Abschiedlichkeit im Alter ist keine Diversität

Zwischen der Verankerung in der Welt, der zeitweiligen Distanz aufgrund von Krankheit einerseits und dem Verlassen der Welt andererseits gibt es eine Verbindungslinie, die auf die Diversität am Lebensende vorbereitet. Es ist die Einstellung der Abschiedlichkeit, die dem Alter eigen ist.

Georg Wilhelm Friedrich Hegel zeigt in seiner Theorie der Lebensalter (»Enzyklopädie der philosophischen Wissenschaften«, 1817), dass das Altsein alter Menschen sich darin äußert, dass sie das Interesse an der Gegenwart (Menschen, Ereignisse) verlieren. Der alte Mensch lebt aus dem Fundus seiner Erinnerungen, da für ihn die Welt von gestern die wahre Welt ist. Früher wusste man, wie es geht; die jungen Menschen von heute ruinieren die Welt. Diese Geisteshaltung ist normal, weil der alte Mensch unter anderem dadurch gekennzeichnet ist, dass er auf sein Lebensende zugeht. Indem er das Interesse an der Gegenwart verliert, beginnt er loszulassen und nimmt die grundsätzliche Haltung einer Abschiedlichkeit ein. Es ist noch kein konkreter Abschied, sondern zunächst nur die Vorbereitung darauf im Modus der Haltung.

Seit Hegels Zeiten hat sich das Alter verändert. Alte Menschen werden älter und durchleben oft erheblich lange Phasen mit chronischen Krankheiten (Demenz etc.). Die wesentliche Veränderung besteht nicht in der Abschiedlichkeit, sondern darin, dass heute das Alter nicht unabhängig von der Gesundheitsversorgung gedacht werden kann. Früher waren alte Menschen Honoratioren, heute sind sie pflegebedürftig. Daraus resultiert, dass alte Menschen häufig als sogenannte »Last« empfunden werden und ethisch ins Abseits geraten können. Neben neuen Versorgungskonzepten sind daher Grundlagen einer Ethik der Hochaltrigkeit entwickelt worden (Schnell 2010).

Zum Begriff der Diversität

Der Begriff der »Diversität« wird heutzutage im Zusammenhang mit Artenvielfalt in der Natur, mit sexueller Orientierung, Religionen, Alter oder anderem verwendet. Während viele dieser wichtigen Aspekte variabel sind, ist es die spezifische Diversität am Lebensende nicht. Sexuelle Orientierungen können verändert werden, das Sterben aber keinesfalls. Die Diversität liegt im Phänomen des Lebensendes selbst. Daraus folgt, dass jede Beziehung – und somit auch die zwischen einem Begleiter und einem sterbenden Patienten – durch die Diversität strukturiert wird. Es ist die Aufgabe der Begleitenden – Pflegende, Ärzte/Ärztinnen, Therapeutinnen/Therapeuten und so weiter –, gegenüber der Diversität eine professionelle Haltung auszubilden. Die der Diversität eigentümliche Asymmetrie bewirkt, dass die Situationen von Patient/-in und von Begleiter/-in nicht gleich, sondern radikal unterschiedlich sind. Sie verbietet eine naives Verstehen und Sich-hinein-Versetzen in die Perspektive des Anderen. Eine praktische Folge der Diversität liegt damit auf der Hand: Niemand kann am Sterben des Anderen – eines Patienten oder Bewohners – den je eigenen Tod durchmessen, sondern nur, dass er als Sterblicher bleibt, während der Andere geht.

Diversität und Ethik

Der Philosoph Martin Heidegger folgert in »Sein und Zeit« (1927) aus seinen Reflexionen, dass »keiner dem Anderen sein Sterben abnehmen kann«. Demgegenüber kontert der französisch-jüdische Philosoph Emmanuel Levinas: »Der Tod des Anderen ist der erste Tod« (1995, S. 53). Damit kehrt sich die Perspektive innerhalb der Diversität um. Es geht jetzt nicht mehr allein um die Situation des sterbenden Menschen, sondern um die des überlebenden Begleiters. Ihm oder ihr ist die Sorge um den Patienten stärker als die Sorge um sich selbst. Levinas geht in diesem Zusammenhang sogar so weit, von einem »Sterben für den Anderen« zu sprechen. In gewisser Hinsicht beschreiben die Positionen von Heidegger und Levinas zwei Seiten der Diversität am Lebensende.

Sinn und Notwendigkeit von Psychotherapie

Ein sterbender Mensch befindet sich in einer Situation, die ihn belastet. Er äußert diese durch emotionale Reaktionen wie Trauer, Wut, Zorn, Scham. Damit zeigt er an, wie er selbst auf seine Situation reagiert. Psychotherapie am Lebensende erarbeitet mit einem Patienten Möglichkeiten, einen individuellen Umgang mit dem Lebensende auszubilden (Macleod und Schulz 2014). Das Sterben ist keine Krankheit, es kann aber von körperlichen und seelischen Krankheiten begleitet oder gar verursacht sein. Nicht jeder sterbende Mensch bedarf einer Therapie. Aber psychotherapeutische Angebote und ihre Ausrichtungen können hilfreich sein. Verhaltenstherapien ermöglichen individuelle Veränderungen, familientherapeutische Ansätze beziehen sich auf ein System. Die phänomenologische und die psychoanalytische Psychotherapien thematisieren den Tod als Bedrohung der Integrität des Ich. Bei all dem bleibt zu beachten, dass die Diversität am Lebensende unaufhebbar ist.

Sterben – Überleben: zwei Perspektiven. Bedürfnisse eines Sterbenden

Obwohl sterbende Menschen die Welt verlassen und daher immer schwächer werden, verstehen sie sich als Lebende, die am Leben teilhaben wol-

Obwohl sterbende Menschen die Welt verlassen und daher immer schwächer werden, verstehen sie sich als Lebende, die am Leben teilhaben wollen, solange sie leben.

len, solange sie leben. Dieser Befund, der gegenwärtig immer noch umstritten ist, wurde bereits von Elisabeth Kübler-Ross (1971) beschrieben. Mit dem Wissenszuwachs von fast fünfzig Jahren nach der Zeit von Kübler-Ross ist festzuhalten:

Menschen in palliativen Situationen

- schätzen die Möglichkeit zum Gespräch und sind auch bereit, offen über die emotionalen Aspekte ihrer Situation zu sprechen;
- sind nicht nur leidende und passive Menschen, sondern wollen auch von sich aus etwas geben und sich bis zuletzt um die zu verlassende Welt sorgen;
- lassen es zu oder möchten gar, dass man ihnen Fragen stellt, ihnen aktiv zuhört, dass ihrem Erzählen Raum und Zeit geschenkt wird, und erwarten aktive Beteiligung von Seiten ihrer Gesprächspartner;
- gestalten ihr Lebensende, indem sie mit jemandem sprechen;
- haben ein Bedürfnis nach offener Kommunikation und sind bereit, Toleranz zu üben, wenn Gesprächspartner Fehler begehen;
- erwarten von Spezialisten (Pflegenden, Ärzten etc.), dass sie keine Fehler begehen und daher etwa nicht nach langfristigen Plänen oder Ähnlichem fragen.

Aufgaben der Überlebenden

Palliative Care ist als interprofessionelle Teamleistung die Gestaltung der letzten Lebensphase für chronisch kranke und sterbende Menschen. Zu dieser Gestaltung zählt, dass eine Definition angeboten werden muss, wann das Leben endet, und eine Maßgabe, wie dann organisatorisch zu verfahren ist. Hierzu zählen unter anderem:

- die Hirntoddefinition als das Kriterium des Todes eines Menschen;
- die Ansicht, dass die Begleitung durch ein Palliative-Care-Team eine Voraussetzung für eine gute Sterbebegleitung ist;
- die Einbeziehung von Angehörigen und Ehrenamtlichen;
- die Ausweisung, an welchen Orten »gutes Sterben« möglich ist: zu Hause, im Heim, auf der Palliativstation, im Hospiz.

Über die konkrete Patientenversorgung hinaus bieten verschiedene Institutionen und Organisationen diverse Aspekte und Lösungsangebote im Hinblick auf das Lebensende an. Dazu gehören:

- die Richtlinien der Bundesärztekammer zur Sterbebegleitung,
- die Rechtfortbildung durch die Urteile des Bundesgerichtshof,
- die Gesundheitspolitik der politischen Parteien,
- die Werte der Kirchen,
- die Stellungnahmen von Verbänden zu Sterbehilfe.

Fazit

1. Die ethische Herausforderung der Diversität für die Palliativversorgung besteht darin, auf den sterbenden Menschen einzugehen, der sich dort zeigt, wo er kein Patient ist und wo auch kein pflegerisches, medizinisches Schema hinreicht. Dieser ethischen Herausforderung kann mit fachlich korrekter Symptomkontrolle allein nicht begegnet werden.
2. Die Leistung von Palliative Care ist nur im engeren Sinne eine medizinische beziehungsweise heilberufliche. Sie ist im allgemeinen Sinne eine gesellschaftliche, die es in der Tat mit der Regulierung des menschlichen Lebens zu tun hat.

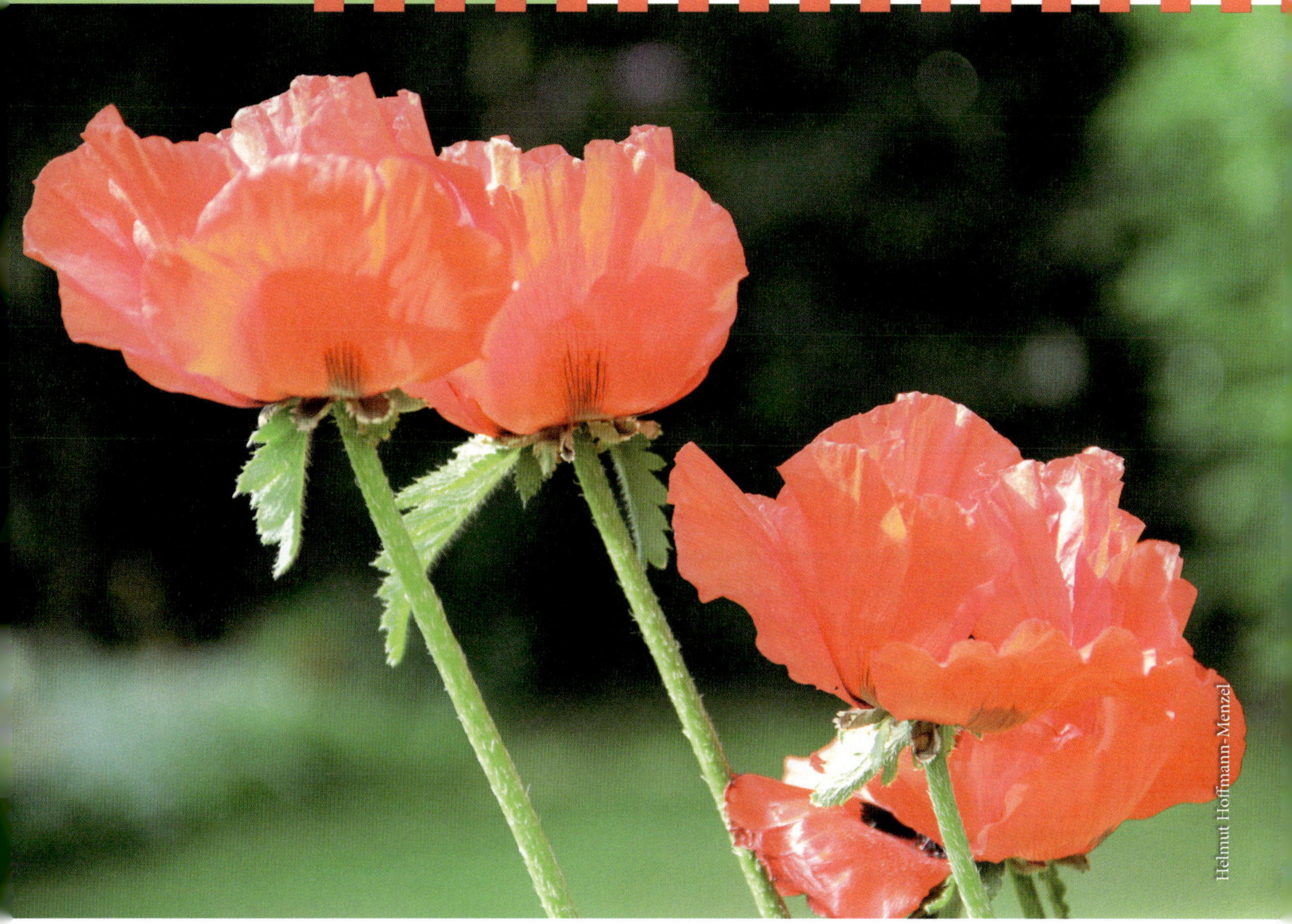

Helmut Hoffmann-Menzel

3. Die Asymmetrien, die die ethische Struktur des Lebensendes ausmachen, müssen von den Mitgliedern eines Palliative-Care-Teams ernst genommen werden, um eine professionelle Haltung ausbilden zu können.

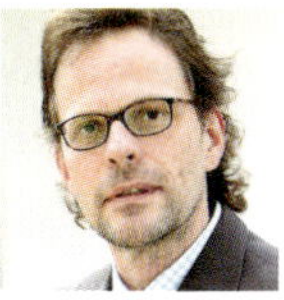

Univ.-Prof. Dr. **Martin W. Schnell** M. A. ist Lehrstuhlinhaber für Sozialphilosophie und Ethik an der Fakultät für Kulturreflexion und Direktor des Instituts für Ethik und Kommunikation im Gesundheitswesen (IEKG) an der Fakultät für Gesundheit der Universität Witten/Herdecke. Er war Bundesvorsitzender der Ethikkommission der Deutschen Gesellschaft für Pflegewissenschaft e. V. und ist Berater von Hochschulen bei der Einrichtung von Ethikkommissionen.

E-Mail: Martin.Schnell@uni-wh.de

Literatur

Dörner, K. (2003). Der gute Arzt. Lehrbuch der ärztlichen Grundhaltung. 2., überarb. Auflage. Stuttgart, New York.

Hegel, G. W. F. (1817/1970). Enzyklopädie der philosophischen Wissenschaften. Frankfurt a. M.

Heidegger, M. (1927/2006). Sein und Zeit. 19. Auflage. Tübingen.

Kübler-Ross, E. (1971/2001). Interviews mit Sterbenden. München.

Levinas, E. (1995). Zwischen uns. Versuche über das Denken an den Anderen. München, Wien.

Macleod, S.; Schulz, C. (2014). Psychiatrie in der Palliativmedizin. Bern.

Okon, T. R. (2006). Nobody understands: on a cardinal phenomenon of palliative care. In: Journal of Medicine and Philosophy, 31, 1, S. 13–46.

Schnell, M. W. (2010). Weisheit des alten Menschen. In: Zeitschrift für Gerontologie und Geriatrie, 43, 6, S. 393–398.

Schnell, M. W.; Schulz, C. (2014). Basiswissen Palliativmedizin. 2. Auflage. Berlin, Heidelberg.

Werte und Interkulturalität in der Trauerbegleitung muslimischer Sterbenskranker und Trauernder

Ahmet Göksu und Ilhan Ilkilic

Der Tod des Menschen als eine existenzielle Grenzsituation wird in erster Linie durch Angehörige der verstorbenen Person erfahren. Dieses besondere Ereignis wird nicht zuletzt mit eigenen kulturellen Wertvorstellungen wahrgenommen und ihm wird durch eigene Glaubensüberzeugung ein Sinn gegeben (Körtner et al. 2006). Deswegen erfordern eine gelungene interkulturelle Trauerbegleitung und Trauerarbeit Kenntnisse über diese kulturellen Phänomene. Diese Kenntnisse sind auch für die Entwicklung der Konzepte im Umgang mit diversen Trauerkulturen notwendig. In diesem Artikel werden zentrale Werte in der Begleitung muslimischer Sterbenskranker und Trauernder dargestellt und für ihre Bedeutung in der Praxis konkretisiert.

Das muslimische Gesundheits- und Krankheitsverständnis

Körper und Gesundheit sind nach islamischem Glauben dem Menschen zur Aufbewahrung anvertraute Gottesgaben und daher als zu schützendes Gut zu verstehen. Diese Glaubensüberzeugung ist wiederum mit einer Rechenschaftspflicht gegenüber Gott im Jenseits verbunden. Deswegen ist der Muslim angehalten, mit seinem Körper beziehungsweise seiner Gesundheit verantwortungsvoll umzugehen. Behandlung und Vorbeugung von Erkrankungen sind somit aus dem islamischen Menschenbild abzuleitende religiöse Pflichten.

Auch wenn die Gesundheit einen hohen Wert hat und durch die hierfür erforderliche Lebensführung anzustreben ist, ist sie keineswegs ein absolutes Gut. Gesundheit ist nicht Quelle von Normen und Wertvorstellungen, sondern ein Gut unter anderen Gütern, welches in einem Güterkonflikt durch Normenkodex und Wertvorstellungen des Islam beurteilt wird. Dieser Aspekt hat in moralischen Argumentationen die Konsequenz, dass man ein Leben als solches nicht nach »Gesundheitsgrad« oder »Krankheitsgrad« bewerten kann, geschweige denn als »lebenswert« oder »lebensunwert« beurteilen kann (Ilkilic 2004).

Das islamische Todesverständnis

Der Glaube an das Jenseits, an die Auferstehung nach dem Tod sowie an das Jüngste Gericht gehört zu den wesentlichen Glaubenssätzen des Islam. Nach islamischem Menschenbild ist der Tod nicht als das Ende des Menschen zu verstehen, sondern als Tor vom Diesseits zum Jenseits. Der Tod ist eine Heimkehr zum Schöpfer. Die Seele verlässt im Sterbeprozess den Körper bis zum Tag der Auferstehung, an dem sich beide wieder miteinander vereinen werden. Beim Jüngsten Gericht werden dann alle Taten des Menschen durch eine himmlische Waage abgewogen, und es wird über die Belohnung oder Bestrafung des Menschen entschieden. Die in islamischen Quellen beschriebene Sinndeutung des Todes wird von Muslimen im Alltag durch Redewendungen folgendermaßen wiedergegeben: »So wie wir auf die Welt gekommen sind, so werden wir auch von ihr scheiden. Möge Gott ein schönes Ende ermöglichen.« Und: »Gott möge uns am Ende Koran (d. h. Koranrezitation) und Iman (Glaube, d. h.

Leidfaden, Heft 1/2019, S. 48–52, © Vandenhoeck & Ruprecht GmbH & Co. KG, Göttingen, 2019, ISSN 2192-1202

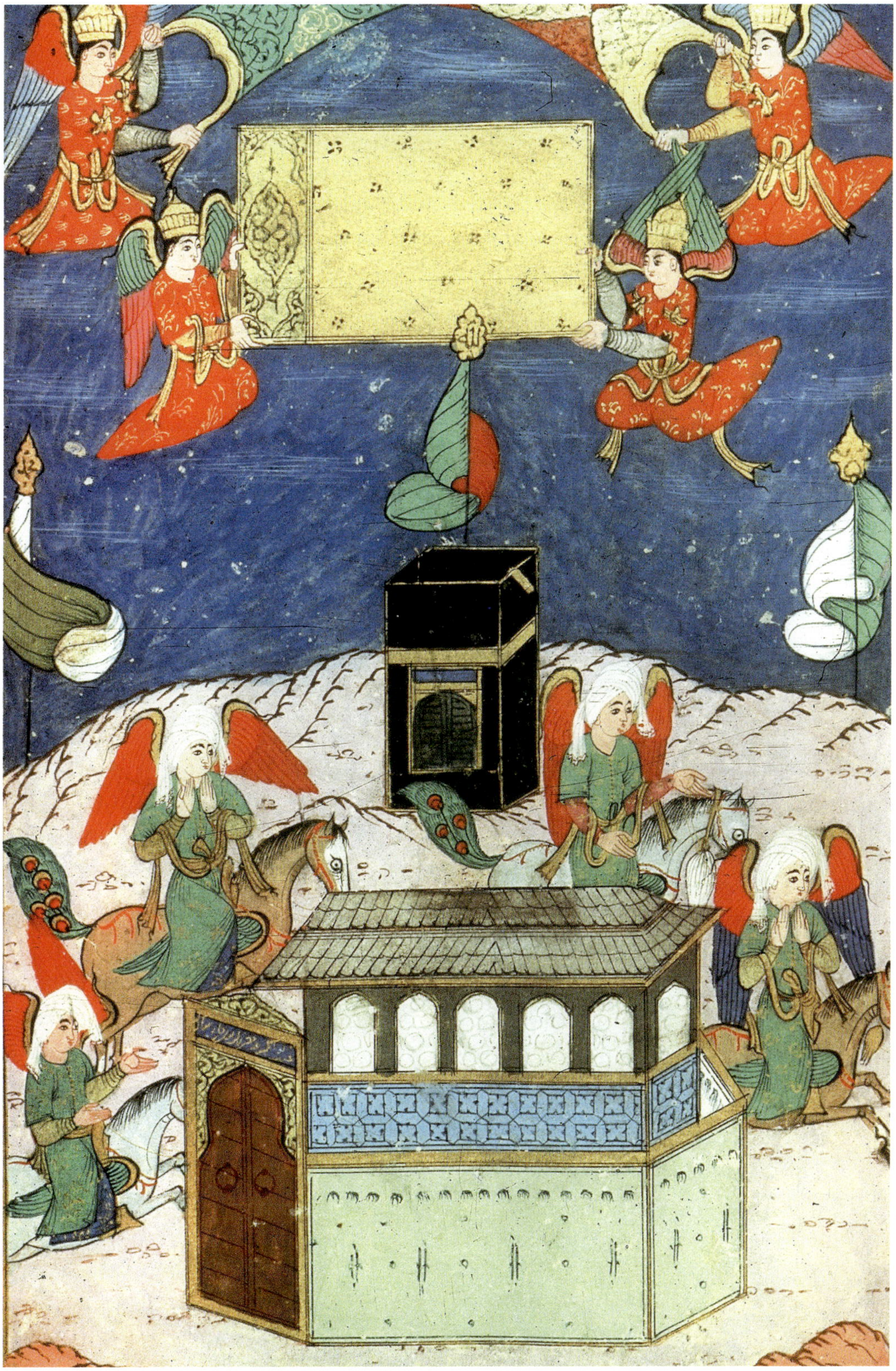

Engel verehren die Kaaba, Mekka / INTERFOTO / Alinari

Aussprache des Glaubensbekenntnisses) ermöglichen« (Ilkilic 2000).

Glaubenspraxis und Rituale am Lebensende

Der Koranrezitation am Sterbebett und der Artikulation des Glaubenssatzes kommt in der Glaubenspraxis sterbender Muslime eine wichtige Bedeutung zu. Der Koran und ebenso der Glaubenssatz können bei dem sterbenden Muslim von einem Vorbeter (Imam), aber auch von einem arabischlesenden Muslim rezitiert und vorgesprochen werden. Die Sterbebegleitung ist in der islamischen Kultur nicht professionalisiert und wird oft von den Angehörigen übernommen. Wenn aber der sterbende Muslim niemanden hat oder die Familie sich überfordert fühlt, so kann ein Imam eingeladen werden (Göksu und Ilkilic 2018).

Nach dem Sterbeprozess werden die Hände des Verstorbenen auf dem Bauch gekreuzt oder an die Seiten des Körpers gelegt, die Augenlider geschlossen und das Kinn mit einem Stück Stoff festgebunden. Danach wird eine rituelle Waschung des gesamten Körpers durchgeführt. Die Waschung des muslimischen Verstorbenen ist eine zentrale Pflicht der Hinterbliebenen. Nach dem Tod gehört der Verstorbene der Erde, weswegen die Beisetzung schnell, möglichst am selben oder am nächsten Tag stattfinden sollte. Eine der wichtigsten Pflichten der muslimischen Gemeinde dem Verstorbenen gegenüber ist die Verrichtung des Totengebetes durch einen Imam. Der muslimische Verstorbene wird ohne Sarg, verhüllt mit dem Totentuch, auf seine rechte Seite ins Grab gelegt und das Gesicht nach Mekka gerichtet wie beim fünfmaligen täglichen Gebet. Die Verbrennung von Toten wird von Muslimen kategorisch abgelehnt (Ilkilic 2006).

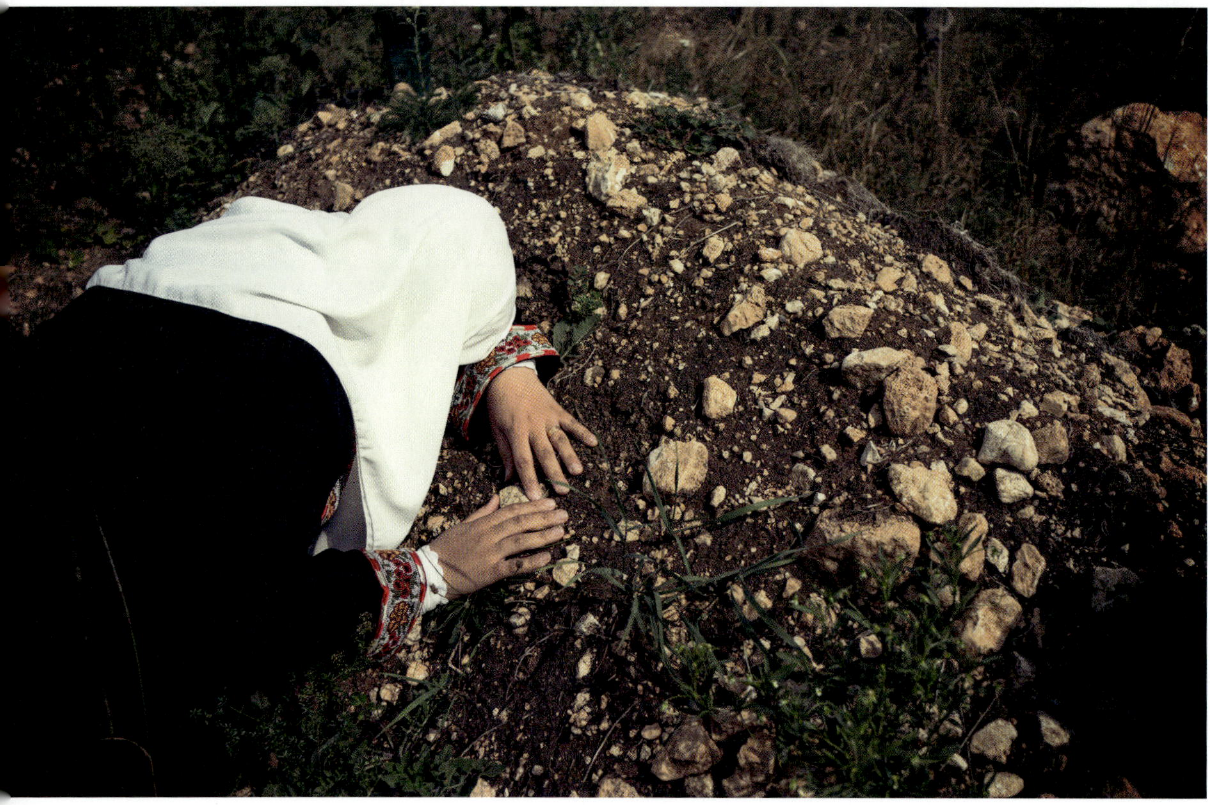

Zurijeta / Shutterstock.com

Es sollte eine individuelle Trauerbegleitung mit interkultureller Kompetenz, fokussiert auf die Bedürfnisse der Betroffenen, gestaltet werden.

Ein türkisch-muslimischer Vater verlor sein Kind in einem deutschen Universitätsklinikum. Das Kind starb an einer unheilbaren genetischen Erkrankung auf der Kinderintensivstation. Später teilt der Vater mit: »Als mein Kind im Sterbebett lag, war mein einziger Wunsch, einen ruhigen Raum zu finden und dort zu beten und zu trauern. Leider war das nicht möglich.«

Trauerpraxis der Muslime

Eine sehr geliebte Person zu verlieren ist sicherlich für jeden Menschen, unabhängig von seinen kulturellen Wurzeln, eine sehr schmerzhafte seelische Verlusterfahrung. Durch diese starke Belastung entstandene Emotionen können kulturabhängig unterschiedlich erlebt und durch unterschiedliche Praktiken zum Ausdruck gebracht werden. Auch wenn – wie oben dargestellt – der Tod im islamischen Glauben als solcher nicht negativ konnotiert ist und als ein Tor zwischen Diesseits und Jenseits verstanden wird, erlebt man in deutschen Krankenhäusern nach dem Tod eines Familienmitglieds häufig heftige Trauerreaktionen bei muslimischen Angehörigen mit Weinen, Schreien und Wehklagen. Diese traditionell geprägte Trauerpraxis verleiht dem innerlichen Schmerz eine Stimme. Dieses laute Trauern als kulturelle Praxis führt jedoch in deutschen Krankenhäusern, Palliativstationen und Hospizen häufig zur Überforderung des Personals als auch zu Irritation der Mitpatienten und deren Nahestehenden und stellt somit eine interkulturelle Herausforderung dar.

In der islamischen Welt findet man unterschiedliche Formen der Sterbebegleitung und Trauerpraxis (Isgandarova 2012; Leong et al. 2016). Bei den Türken ist es weit verbreitet, dass man sich sieben Tage danach im Haus des Verstorbenen versammelt, die Zu- und Angehörigen der Verstorbenen tröstet, den Koran und Bittgebete rezitiert und um Verzeihung für die Sünden des Verstorbenen bei Gott bittet. In dieser Zeit wird die betroffene Familie oft von Nachbarn mit Speisen versorgt, da man davon ausgeht, dass sie angesichts der Trauer keine Kraft findet, etwas zu kochen. Am siebten Tag gibt die Familie des Verstorbenen ein Gastmahl für die anderen, um ihre Dankbarkeit für die seelische und materielle Unterstützung in schwierigen Zeiten zum Ausdruck zu bringen. Vor dem Gastmahl wird wieder der Koran rezitiert und gebetet sowie der Verstorbene mit seinen guten Eigenschaften und Taten in Erinnerung gerufen. Je nach Region und Einstellung der Familie wird dieses Gastmahl auch am 40., am 52. Tag und am Jahrestag des Verstorbenen wiederholt (Ilkilic 2006).

Einige Empfehlungen zur interkulturellen Trauerbegleitung

Für die interkulturelle Trauerbegleitung sind Kenntnisse über die kulturellen Werthaltungen und die Glaubenspraxis sehr sinnvoll und hilfreich. Es darf jedoch nicht vergessen werden, dass jeder Kulturkreis heterogen ist und unterschiedliche Kulturpraktiken hat. Deswegen sollte im Rahmen einer interkulturellen Trauerarbeit auf Stereotypisierung verzichtet und sich vielmehr auf das Individuum konzentriert werden. Denn es gibt nicht *den* muslimischen Patienten und Patientenangehörigen, genauso wie es nicht *den* christlichen Patienten und Patientenangehörigen gibt. Es sollte stattdessen eine individuelle Trauerbegleitung mit interkultureller Kompetenz, fokussiert auf die Bedürfnisse des Betroffenen, gestaltet werden (Ilkilic 2017).

Neben den genannten allgemeinen Prinzipien können in der interkulturellen Trauerarbeit praktische Empfehlungen und Maßnahmen hilfreich sein (Göksu und Ilkilic 2018). Es ist beispielsweise empfehlenswert – wenn der Tod kurz bevor steht –, die Angehörigen darüber frühzeitig zu informieren, damit sie möglichst früh mit dem Trauern beginnen können. Dadurch kann der Verlust eines Familienmitglieds besser verarbeitet und die damit verbundenen emotionalen Reaktionen können leichter gestaltet werden. Ebenfalls kann es dabei hilfreich sein, den Verstorbenen in ein Einbettzimmer zu verlegen, damit die emotionale Phase unabhängig vom Stationsablauf stattfinden kann und Angehörige von dem Verstorbenen in Ruhe Abschied nehmen können.

Bei der interkulturellen Trauerarbeit hat sicherlich die interkulturelle Kommunikation eine zentrale Bedeutung und Funktion. Bei der Gestaltung einer kultursensiblen Kommunikation sind zahlreiche Feinheiten und Regeln zu beachten. Mit einigen praktischen Empfehlungen kann jedoch der Umgang mit Angehörigen besser gestaltet werden. Es ist empfehlenswert, einen Gesprächspartner unter den Angehörigen der sterbenden oder verstorbenen Person zu wählen. Diese Person sollte in der Familienhierarchie möglichst oben stehen und der deutschen Sprache mächtig sein. Dadurch kann die ganze Kommunikation leichter und effektiver gestaltet werden.

Fazit

Die Wahrnehmung und Verarbeitung von Tod und Trauer eines Zu- oder Angehörigen sind unmittelbar mit kulturell geprägten Wertvorstellungen und Werthaltungen verbunden. Diese bestimmen wiederum Symbole und Rituale in einem Trauerprozess. Die Gestaltung einer interkulturellen Trauerbegleitung setzt deswegen bestimmte Kompetenzen voraus. Informationen über die jeweiligen Trauerkulturen und ihre Hintergründe in Grundzügen können dabei hilfreich sein. Eine kultursensibel gestaltete Kommunikation, geprägt von kulturoffener Haltung, Anerkennung und Respekt, ist ebenfalls von zentraler Bedeutung. Falls wir die Trauer als natürliche und gesunde Reaktion auf Trennungserfahrungen anerkennen wollen (Deutscher Hospiz- und Palliativverband 2017), sollten Räumlichkeiten und Ressourcen für Trauerarbeit und Trauerbegleitung geschaffen werden. Dadurch sollte jede Person in ihrem Trauerprozess individuell und angemessen nach ihren kulturellen Wertvorstellungen und Werthaltungen begleitet werden können. Dafür sind jedoch eine interkulturelle und interreligiöse Verständigung und Zusammenarbeit notwendig.

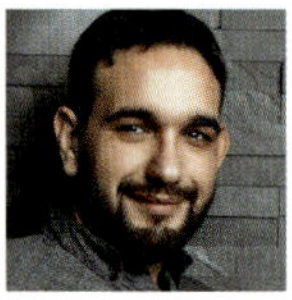

Ahmet Göksu M. A. hat Islamische Philologie, Islamkunde und Rechtswissenschaften an der Universität Mainz studiert. Er ist seit 2013 als allgemein vereidigter Dolmetscher und ermächtigter Übersetzer für die türkische Sprache tätig. Er arbeitet an seiner Dissertation zum Thema »Kulturelle Kollisionen islamisch philosophischer Traditionen und Entscheidungen der modernen Bioethik«.

E-Mail: bgoeksu@gmx.de

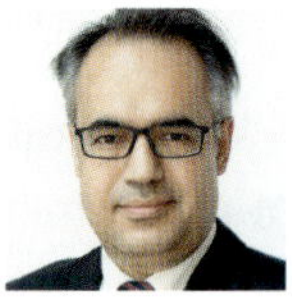

Prof. Dr. Dr. (TR) **Ilhan Ilkilic** hat Humanmedizin, Philosophie und Islamwissenschaften in Istanbul, Bochum und Tübingen studiert. Er ist Direktor des Instituts für Geschichte der Medizin und Ethik an der medizinischen Fakultät der Universität Istanbul und Direktor des Instituts für Gesundheitswissenschaften derselben Universität. Seit 2012 ist er Mitglied des Deutschen Ethikrats.

E-Mail: ilhan.ilkilic@istanbul.edu.tr

Literatur

Deutscher Hospiz- und Palliativverband (2017). Trauer und Trauerbegleitung. Eine Handreichung. Berlin.

Göksu, A.; Ilkilic, I. (2018). Spiritualität und Seelsorge in der Gesundheitsversorgung von Muslimen. In: Spiritual Care, 7, S. 15–23.

Ilkilic, I. (2000). Das muslimische Glaubensverständnis von Tod, Gericht, Gottesgnade und deren Bedeutung für die Medizinethik. Bochum.

Ilkilic, I. (2004). Gesundheitsverständnis und Gesundheitsmündigkeit in der islamischen Tradition. Bochum.

Ilkilic, I. (2006). Begegnung und Umgang mit muslimischen Patienten. Eine Handreichung für die Gesundheitsberufe. 6. Auflage. Bochum.

Ilkilic, I. (2017). Interkulturelle Kompetenz als Schlüsselqualifikation für Gesundheitsberufe. In: Gesundheit Gesellschaft/Wissenschaft, 17, S. 24–30.

Isgandarova, N. (2012). Effectiveness of Islamic spiritual care: foundations and practices of Muslim spiritual care givers. In: Journal of Pastoral Care & Counseling, S. 66, 4.

Körtner, U. H. J.; Virt, G.; Engelhardt, D. von; Hasliner, F. (Hrsg.) (2006). Lebensanfang und Lebensende in den Weltreligionen. Beiträge zu einer interkulturellen Medizinethik. Neukirchen-Vlyun.

Leong, M.; Olnick, S.; Akmal, T.; Copenhaver, A.; Razzak, R. (2016). How islam influences end-of-life care: Education for palliative care clinicians. In: Journal of Pain and Symptom Management, 52, S. 771–774.

Care-Ethik

Orientierungen für die kommunikative Alltagspraxis in Begleitung, Beratung und für Organisationen

Patrick Schuchter

Es gehört zum Selbstverständnis der Hospizbewegung und von Palliative Care, dass die Sorge um schwer kranke und sterbende Menschen nicht einfach eine weitere Abteilung oder ein weiteres Gebäude, ja nicht einmal einfach nur ein weiteres Versorgungskonzept für eine spezifische »Zielgruppe« hervorbringt. Was ins Leben gerufen wurde und verbreitet werden soll, ist hingegen eine Umformung des Versorgungssystems und noch grundsätzlicher der Gesellschaft überhaupt. Hospizliche und palliative Sorge sollen *kulturbildend* sein und an das Care-Ethos der haupt- und ehrenamtlich Helfenden und der Sorge-Organisationen erinnern. Das Care-Ethos mag sich aus verschiedenen Traditionen speisen – ein wesentlicher Erinnerungsbaustein führt uns in die Ethik der Sorge und damit in die *Care-Ethik.* Es lohnt sich, daran zu erinnern, um für die kommunikative Alltagspraxis in Begleitung und Beratung wesentliche Orientierungen – auf persönlicher, Beziehungs- und organisationaler Ebene – zu erhalten.

Grundgedanken der Care-Ethik

Die Care-Ethik hat unter diesem Titel durch die wegweisende Arbeit von Carol Gilligan (1991) Eingang in den Diskurs gefunden. Durch ihre empirischen Studien verschaffte Gilligan gegenüber dem dominanten Denken in der Ethik (das auch heute noch die Modelle etwa von Ethikberatung oder Advance Care Planning beherrscht) einer »anderen Stimme« Gehör und Geltung. Der Gegensatz klassische Ethik versus Care-Ethik wurde anfangs mit einer strikten Geschlechterzuweisung verknüpft. Die »andere Stimme«, das war die *Stimme der Sorge* als Ausdruck einer (angeblich) typisch weiblichen Moral, die im über Jahrhunderte von Männern geprägten, am Ideal überparteilicher *Gerechtigkeit* orientierten Diskurs unterging.

Wo die klassisch »männlich« dominierte Ethik Werte, Normen, Regeln wahrnimmt, sieht die Care-Ethik Beziehungen und Geschichten, in die Menschen verstrickt sind und die Betroffenheit, Anteilnahme und Verantwortungsgefühl wecken. Die Akteure im Dilemma sind weniger »Gegenspieler einer Konkurrenz von Rechten und Pflichten«, sondern »Angehörige eines Netzwerks von Beziehungen«.

Die Basisoperation der klassischen Ethik ist die Abwägung von Normen, der eigentliche moralische Standpunkt wird in der Maximierung der Unparteilichkeit gesehen (Analogie zum Gericht), das Ziel ist die Nichtverletzung von wesentlichen Regeln. Die Basisoperation der Care-Ethik ist hingegen das Wecken von Anteilnahme und Verantwortlichkeit in der konkreten Situation. Der moralische Standpunkt besteht gerade in der Maximierung der Betroffenheit, und mit Blick auf das Ziel tritt der Blick auf die Regeln in den Hintergrund zugunsten einer (gemeinsamen) Entwicklung situativer Lebensklugheit (lateinisch: *prudentia,* altgriechisch: *phronesis*).

Nicht unwesentlich zu sehen ist, dass im Prinzip die Denkweise der klassischen Autonomie-Ethik sich auch ganz allein, in der Einsamkeit des sich beratenden Ichs, ohne den Austausch mit

Leidfaden, Heft 1 / 2019, S. 53–57, © Vandenhoeck & Ruprecht GmbH & Co. KG, Göttingen, 2019, ISSN 2192-1202

anderen vollziehen lässt, weil das ethische Wissen als Ergebnis eines gut angewandten Verfahrens verstanden wird. Deshalb bezeichnet Gilligan diesen Zugang als eine »Art Mathematik mit Menschen«. Anders in der Care-Ethik. Das ethische Wissen entsteht *zwischen* den Personen. Die soziale Beziehung als Einlassen (Gefühl!) auf die Perspektive (Geschichten!) anderer ist *konstitutiv* für den Inhalt des Gedachten. Wenn Personen sich in geteilter Unsicherheit existenziell mitteilen, beginnen sie gemeinsam anders, vielleicht *neu,* zu sehen.

Befreiung der Lebensklugheit der Sorge aus der Unsichtbarkeit und dem Schweigen

Die (ursprünglich) stereotype und letztlich natürlich allzu einfache Zuweisung und Gegenüberstellung »männlicher« und »weiblicher« Moral stört vielleicht weniger, wenn man bedenkt, dass sich Gendermuster historisch tiefer in das kollektive Gedächtnis und die gesellschaftlichen Strukturen gebrannt haben, als man nach ein paar Jahrzehnten holpriger Emanzipation glauben möchte. Das Care-Manifest (https://care-macht-mehr.com) erinnert daran, dass die Organisation von Care-Aufgaben ihre historische Entstehung spiegelt. »Care wurde Frauen zugewiesen, abgewertet als ihre scheinbar natürliche Aufgabe, unsichtbar gemacht im privaten Raum der Familie oder unterfinanziert und semi-professionalisiert im sozialen Bereich organisiert.« Damit sind aber auch die typischen Lebenserfahrungen, die typischen Lebensfragen sowie die typische *Lebensklugheit* aus den Lebenswelten der Sorge (Haushalt, Erziehung, Pflege) aus dem öffentlichen Diskurs ausgeschlossen worden.

Die Care-Ethik *befreit* diese Lebensklugheit aus der Stummheit des Privaten, aus der Unterwürfigkeit des Dienens und ermutigt Menschen, die in Begleitung und Pflege tätig sind, ihre Erfahrungen ernst zu nehmen. Wenn wir diese Erfahrungen ernstnehmen, bedenken und mitteilen, offenbaren sie sich als *Lebenswissen* und Kunstfertigkeit (Schuchter et al. 2018), die ja nicht zuletzt aus Grenzsituationen, aus Beziehungen, aus konkreter Verantwortung, aus der innerlichen Teilhabe an den elementaren Lebensprozessen gewonnen wurden. Dieses Wissen kann in Care-Dialogen/Sorge-Gesprächen geteilt werden.

Ethische Gespräche mit care-ethischer Brille

In unserer Forschung haben wir gute, erste Erfahrungen gemacht mit Care-Dialogen/Sorge-Gesprächen, die wir unter anderem auf Basis der Care-Ethik entwickelt haben (Schuchter und Heller 2018). Während die klinische Ethik auf Entscheidungen im moralischen Notfall fokussiert, sind Care-Dialoge präventiv und alltagsethisch ausgerichtet. Sie beginnen damit, dass Menschen über ihre Geschichten miteinander (neu oder vertiefend) in Beziehung treten. Zudem wird die Interpretation von Gefühlen ins Zentrum gestellt. Wichtig ist es, um eine vertrauensbildende Atmosphäre zu schaffen, dass keine Lösungen (unmittelbar) gesucht, keine Ratschläge erteilt, sondern Geschichten und Aussagen stehen gelassen werden. Das ganze Gewicht fällt auf die soziale und ethische Bedeutung des Zuhörens. Die Geschichten werden nicht »analysiert« (*über* Geschichten denken), sondern die Geschichten entfalten *Wirkung* auf die beteiligten Personen (*mit* Geschichten denken). Mit der Zeit ergibt sich oft ein gemeinsamer und »frischer« Blick auf die Sorgen, Probleme, aber auch auf das Leben insgesamt. Leitfragen sind elementar und denkbar einfach, jede und jeder kann diese Gespräche initiieren und führen:

1. Welche Geschichte (Situation, Erfahrung) ist mir in Erinnerung geblieben und beschäftigt mich noch?
2. Was erstaunt, bewegt uns an der Geschichte? Welche Gefühle löst sie aus?
3. Was sind deshalb tieferliegende Themen? (»Diese Geschichte erzählt von …«)
4. Was folgt praktisch daraus?

Wo die klassisch »männlich« dominierte Ethik Werte, Normen, Regeln wahrnimmt, sieht die Care-Ethik Beziehungen und Geschichten, in die Menschen verstrickt sind und die Betroffenheit, Anteilnahme und Verantwortungsgefühl wecken.

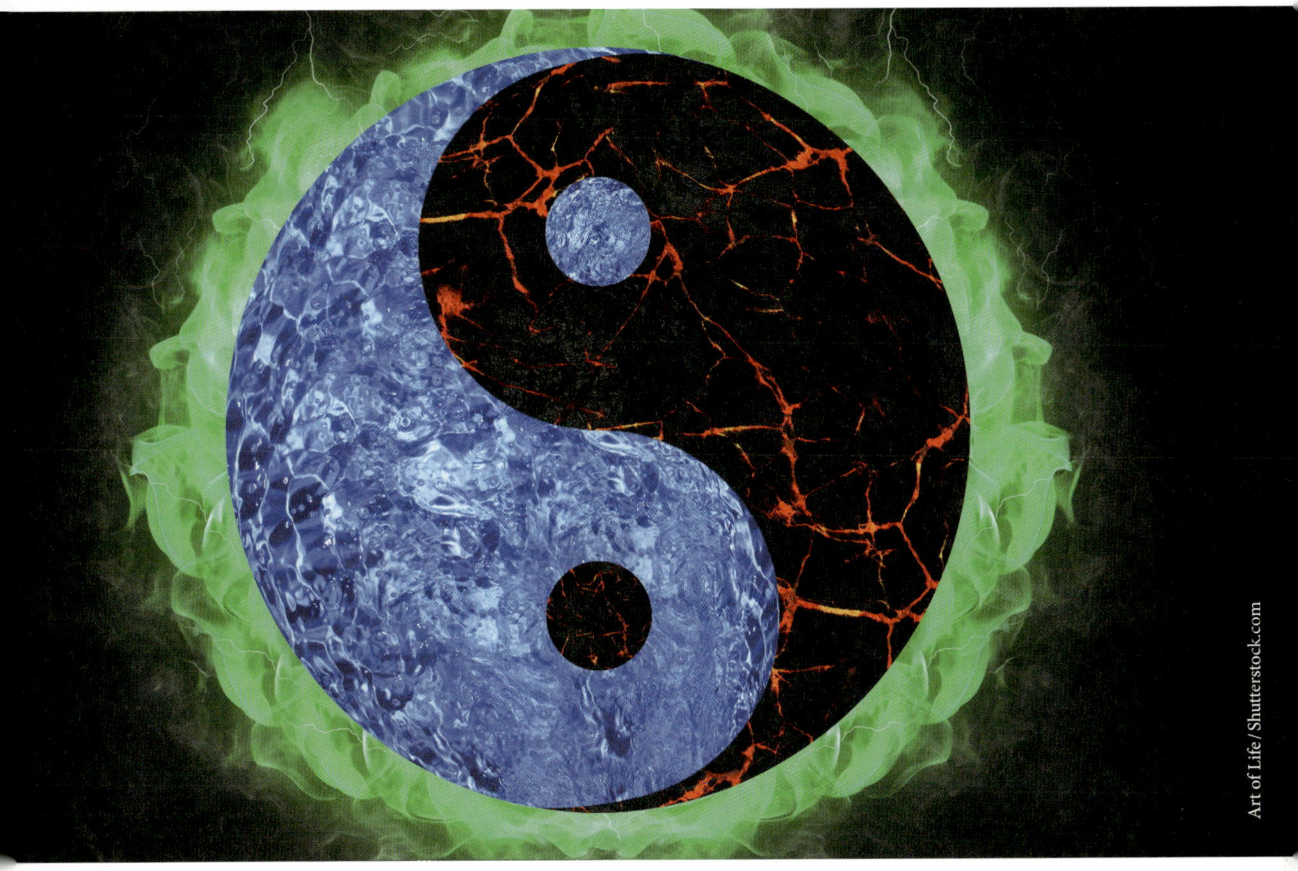

Art of Life / Shutterstock.com

Hier geht es um eine kulturbildende Ethik, fast im Stil eines philosophischen Gesprächs, die Menschen zu Themen, die sie bewegen, in Beziehung bringt. Mit ein wenig Kreativität und Übung lassen sich Care-Dialoge in die Alltagskommunikation integrieren (zum Beispiel Leitungsbesprechung, Dienstübergabe). *Lebenserfahrung und Lebenswissen* zu zentralen Themen des Lebens und Sterbens werden bewusst gemacht und erweitert. Das Wissen und die Fragen aus solchen Gesprächen können im Sorge-System zur weiteren Auseinandersetzung geteilt werden.

Aber auch die klassische ethische Fallbesprechung kann auf der Basis der Care-Ethik gestaltet und wesentlich vertieft werden. In der Schweizerischen Ärztezeitung beschreibt der klinische Ethiker Rouven Porz, wie in ethischen Fallbesprechungen die Brille der Care-Ethik »beim Denken helfen« kann. Die Prinzipien-Ethik sei zwar dabei nützlich, die Frage zu artikulieren und zu strukturieren, aber für die Suche nach einer Antwort brauche es die Care-Ethik. Er nennt fünf Blickrichtungen, die die Besprechung auf der Suche nach einer gemeinsam geteilten Lösung leiten können (Porz 2016):

1. *Beziehungen:* Wie lassen sich die Beziehungen/Abhängigkeiten/Erfahrungen der Akteure zueinander beschreiben?
2. *Moralische Verantwortung:* Wer trägt welche Verantwortung in dieser Situation?
3. *Kontext:* Was ist *das Besondere* am Kontext genau dieser Situation?
4. »*Giving Voice*«*:* Wer ist das schwächste Glied hier, welche Stimme wird am wenigsten gehört?

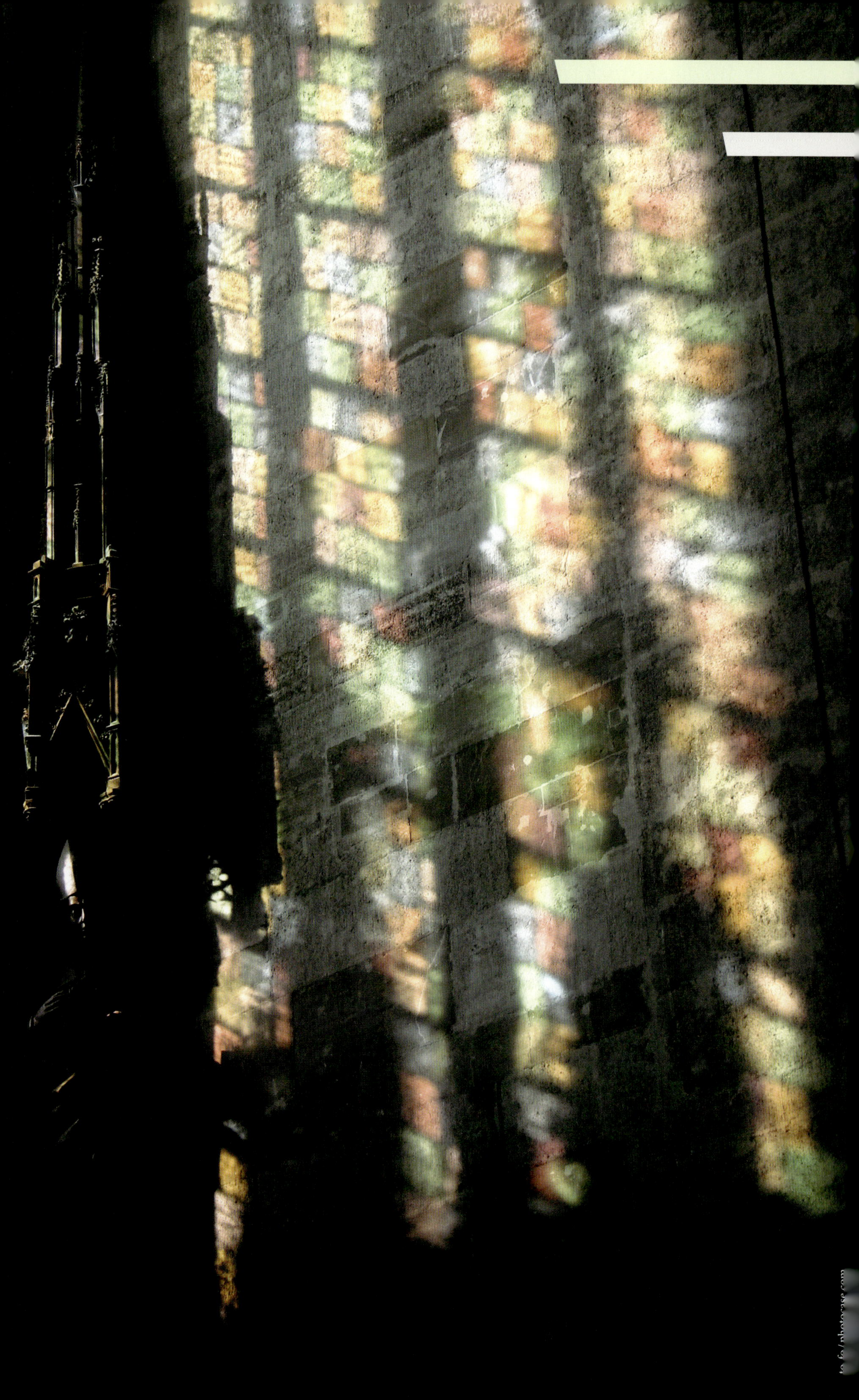

to fo / photocase.com

5. *Perspektivenwechsel – Geschichten ernst nehmen:* Wer erzählt wie welche Geschichte? Wie wirken diese Geschichten?

Schlüsselfragen an Organisationen aus der Perspektive der Care-Ethik

Auch auf der Ebene der Organisation lassen sich aus der Care-Ethik relevante und kritische Fragen ableiten. Die Rede von »Sorge-Kultur« oder von »hospizlicher Haltung« und so weiter steht ja immer unter Verdacht, zur äußerlichen »Behübschung« eines Systems beizutragen, das insgesamt ganz anderen Imperativen gehorcht. In ihren Überlegungen zu »Caring Institutions« weist Joan Tronto (2010) auf Zeichen hin, die warnen, dass Organisationen *schlecht* sorgen – daraus ergeben sich Fragen, die auf Verantwortungs- und Steuerungsebenen gestellt werden müssen. Ich greife beispielhaft drei heraus, die genügend »Bewegungspotenzial« in sich tragen:

1. *Organisationen sorgen schlecht, wenn Bedürfnisse als gegeben betrachtet werden.*

Das heißt: Die Versorgungsprofis und die Organisation definieren primär, was Bedürfnisse sind und was das entsprechende Angebot ist. Wie erleben aber Betroffene ihre »Krankheit«? Was sind Bedürfnisse der Betroffenen? Gibt es Prozesse in der Organisation, dies zu hören, zu verstehen, sich danach zu richten? Insgesamt: Wer definiert Bedürfnisse? Diese Definitionsmacht ist ein Schlüssel zu gesellschaftlicher Gerechtigkeit.

2. *Organisationen sorgen schlecht, wenn die Care-Givers die organisatorischen Bedingungen eher als Hindernisse denn als Unterstützung erfahren.*

Aber ist das nicht fast die Regel …? Wie oft gibt es Erfahrungen dieser Art: »*Obwohl* das Handy schon piepst, bemühen wir uns, in der Hauskrankenpflege ein wenig auf die Kommunikationsbedürfnisse der Klienten/Klientinnen einzugehen«? Wie nehmen Organisationen, die Leitung, Netzwerke, Verantwortungsträger, die Politik die *Dissonanzerfahrungen* der *Care-Givers* auf und überhaupt wahr? Es ist ein schlechtes Zeichen, wenn Pflegekräfte von Politikern und den Medien als »Helden« (sic!) verehrt werden.

3. *Organisationen sorgen schlecht, wenn Sorge-Arbeit entlang der Differenzen von Geschlecht, Klasse, Herkunft verteilt ist.*

Dieser Hinweis übersteigt die Ebene der Organisation und adressiert Care-Arbeit als gesellschaftliche Institution. Wer macht Care-Arbeit? Wer nicht? Welchen Status hat Care-Arbeit in der Gesellschaft? Was müssen wir politisch und kulturell ändern, wenn die Sorge den sozialen Status erlangen soll, der ihrer realen Bedeutung für das Leben entspricht?

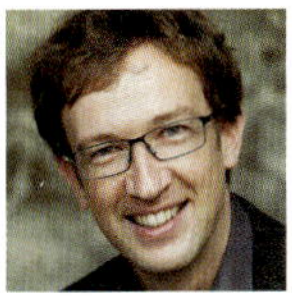

Dr. phil. Mag. **Patrick Schuchter**, MPH, Studium der Philosophie, Diplomierter Gesundheits- und Krankenpfleger, Gesundheitswissenschaftler, ist wissenschaftlicher Mitarbeiter des Instituts Palliative Care und Organisationsethik/IFF Wien, Alpen-Adria-Universität Klagenfurt Wien Graz und Philosophischer Praktiker (www.ipps.at).

E-Mail: patrick.schuchter@aau.at

Literatur

Care-Manifest: Von der Care-Krise zur Care-Gerechtigkeit. https://care-macht-mehr.com (abgerufen am 4. Mai 2018).

Gilligan, C. (1991). Die andere Stimme. Lebenskonflikte und Moral der Frau. München.

Heller, A.; Schuchter, P. (2017). Sorgekunst. Mutbüchlein für das Lebensende. Esslingen.

Porz, R. (2016). Ethische Theorien als gedankliche Tools – die Care Ethics. In: Schweizerische Ärztezeitung, 97, 7, S. 262–265.

Schuchter, P. (2016). Sich einen Begriff vom Leiden Anderer machen. Eine Praktische Philosophie der Sorge. Bielefeld.

Schuchter P.; Fink, M.; Gronemeyer, R.; Heller, A. (2018). Die Kunst der Begleitung. Was die Gesellschaft von der ehrenamtlichen Hospizarbeit wissen sollte. Esslingen.

Schuchter, P.; Heller, A. (2018). The Care Dialog. The »ethics of care« approach and its importance for clinical ethics consultation. In: Medicine, Health Care and Philosophy, 21, 1, S. 51–62. https://doi.org/10.1007/s11019-017-9784-z

Tronto, J. C. (2010). Creating caring institutions: Politics, plurality, and purpose. In: Ethics and Social Welfare, 4, 2, S. 158–171.

Für eine Ethik der Begegnung

Grundgedanken zur Betreuung von Menschen in Krisen und Krankheit

Giovanni Maio

In der Beratung, Behandlung und Begleitung von kranken Menschen und deren Angehörigen kommt es nicht allein auf die Technik, auf die Applikation einer bestimmten Methode an, sondern vor allem darauf, in welchem Beziehungsgeschehen sie erfolgen. Diese Beziehung hat weniger etwas mit einer bestimmten Handlung zu tun als mit der ihr zugrunde liegenden Haltung. Entscheidend ist also nicht allein die Aktion, sondern vor allen Dingen die Interaktion, die unabdingbar auf eine personale Zuwendung angewiesen ist, damit sie glücken kann. So kann es bei der Behandlung hilfsbedürftiger Menschen nicht allein um das Anbieten unpersönlicher Dienstleistungen gehen oder um das Anpreisen neuester Behandlungsmethoden. Hilfe ist kein Konsumgut und keine erwerbbare Fertigware – echte Hilfe ist vielmehr etwas, was sich in der Unmittelbarkeit der Begegnung herauskristallisieren muss. Denn erst wenn der Helfende sich auf die Lebenswelt des Hilfesuchenden einlässt, wenn er sich für die unverwechselbare Besonderheit des Anderen öffnet und sich von ihr leiten lässt, kann deutlich werden, wohin der gemeinsame Weg des Begleitens gehen kann. Ohne die Begegnung mit dem Patienten gäbe es gar keinen Anhalt dafür, welche Intervention, welche Methode, welches Verfahren zu wählen ist, da sich die Wegweisung nicht allein aus objektiven Fakten ergibt, sondern aus der Verbindung objektiver Fakten mit der konkreten Patientengeschichte in all ihrer Subjekti-

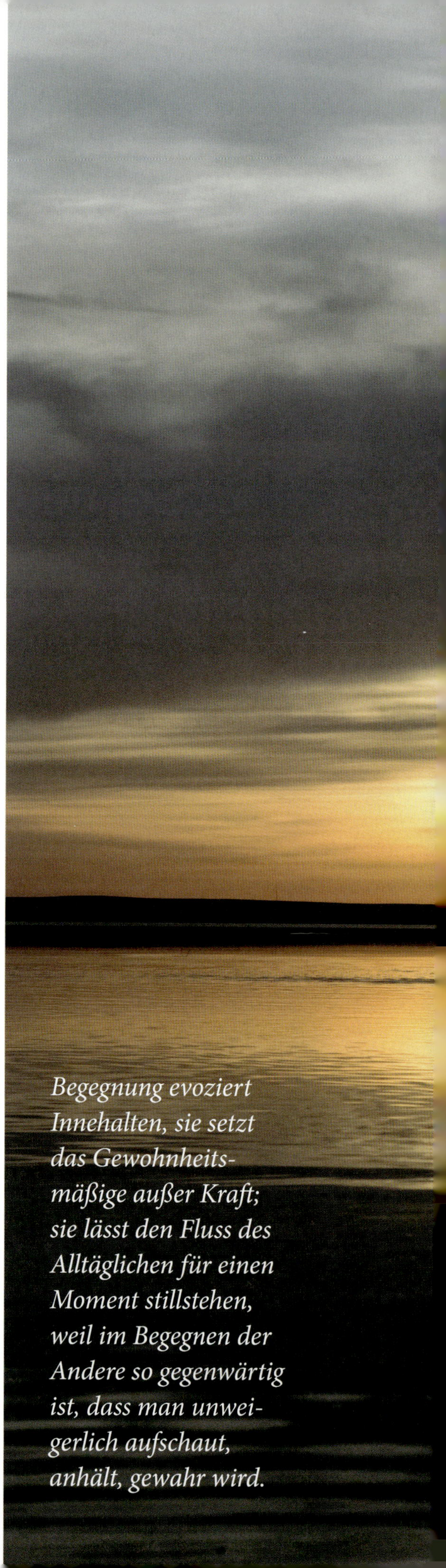
Begegnung evoziert Innehalten, sie setzt das Gewohnheitsmäßige außer Kraft; sie lässt den Fluss des Alltäglichen für einen Moment stillstehen, weil im Begegnen der Andere so gegenwärtig ist, dass man unweigerlich aufschaut, anhält, gewahr wird.

Leidfaden, Heft 1 / 2019, S. 58–62, © Vandenhoeck & Ruprecht GmbH & Co. KG

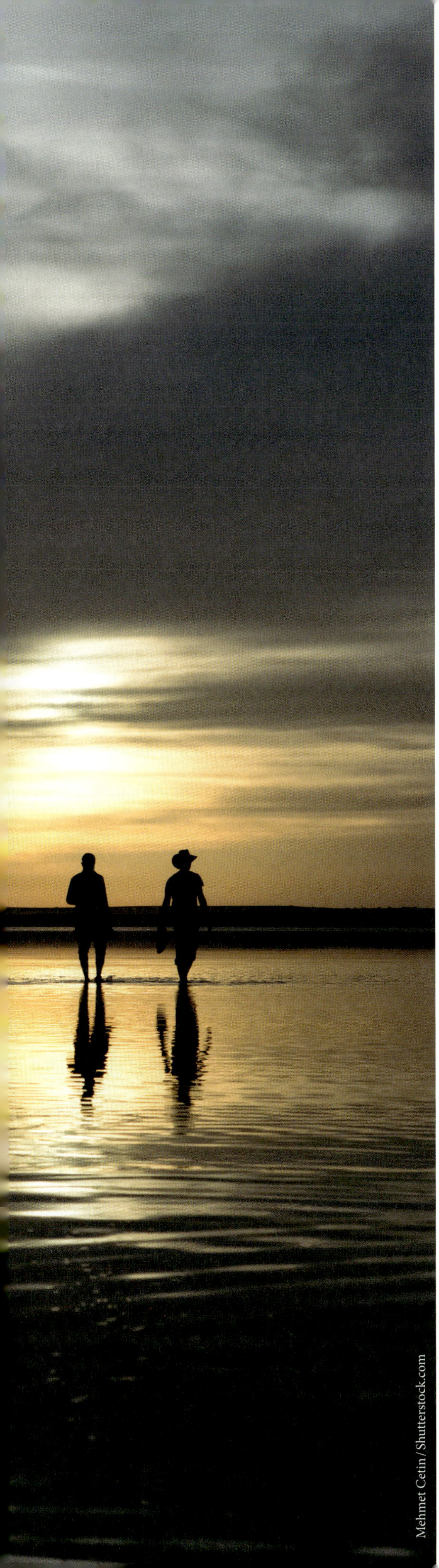

Mehmet Cetin / Shutterstock.com

vität. Jeder professionelle Helfer weiß, dass die Begegnung mit einer Patientin oder einem Patienten immer aufs Neue die Konfrontation mit einem Menschen darstellt, der für den Helfenden noch nie da war, nicht nur nicht in der Einrichtung, sondern auch nicht in den Lehrbüchern und befragten Studien: Jeder Patient ist einmalig und erfordert eine singuläre Antwort, die nur gegeben werden kann, wenn der professionelle Helfer weiß, *wer* ihm da gegenübersitzt.

Die Begegnung stellt gerade für den Umgang mit hilfesuchenden Menschen einen zentralen Begriff dar. Denn in der Begegnung realisiert sich die eigentliche Grundlage für Beratung und Behandlung. Im Folgenden seien vier Aspekte der Begegnung herausgearbeitet, die gerade für den Umgang mit schwerer Krankheit, Krisen und Trauer besonders zentral erscheinen.

1. Begegnen heißt Vergegenwärtigen

Begegnung ist zunächst einmal gebunden an eine zeitliche und örtliche Limitierung; man kann nicht ständig und überall begegnen, sondern nur, wenn man von irgendwo herkommt und weitergehen wird. Das heißt, dass die Begegnung unweigerlich etwas Transitorisches an sich hat. Das unterscheidet sie von anderen personalen Beziehungen wie der Freundschaft oder der Liebe. Jede Therapie und jede Betreuung ist auf Zeit angelegt, sie ist angelegt auf eine Beendigung. Das trifft eben genau auf die Situation mit dem Patienten zu. Nur für eine bestimmte Zeit gehen wir mit ihm ein Bündnis ein. Und doch kennen wir die Situation nur zu gut, dass wir einen Menschen treffen, mit ihm sprechen und hinterher realisieren, dass wir ihm nicht wirklich begegnet sind. Wovon hängt das ab?

Das Zentrale einer Begegnung liegt darin, dass sie dem Begegnenden zur Gegenwart wird, das heißt, dass im Moment der Begegnung der Andere in einer Weise herausragt, dass man nicht einfach im gewohnten Gang weitermacht, sondern innehält. Begegnung evoziert Innehalten, sie setzt das Gewohnheitsmäßige außer Kraft; sie lässt den Fluss des Alltäglichen für einen Moment stillstehen, weil im Begegnen der Andere so gegenwärtig ist, dass man unweigerlich aufschaut, anhält, gewahr wird. Im Begegnen wird also der Andere zu einer Gegenwart, die aus dem Fluss der Routine herausragt und im Gegenwärtigen uns anspricht.

Was ist es, was uns in der Begegnung mit einem anderen Menschen anspricht? Es ist nicht primär sein Hilferuf, sondern vor dem Hilferuf ist es schlichtweg seine Gegenwart. Angesprochen werden wir im Begegnen allein durch die Gegenwart des Anderen, durch das Sein des Anderen, und erst sekundär kommt das Angesprochenwerden durch seinen Ruf, seine Erwartung, seine Bitte. Die stärkste und ursprünglichste Bitte ergibt sich aus der Gegenwärtigkeit des Anderen, eine Bitte, die, ohne dass der Andere etwas sagt, von seinem Sein ausgeht und mich in der Begegnung anspricht. Begegnen heißt also Angesprochenwerden durch die Gegenwart des Anderen. Und das macht auch deutlich, warum man auch auf Menschen stoßen, mit ihnen sprechen, weitergehen und ihnen doch nicht begegnet sein kann, weil man deren Gegenwart nur sinnlich wahrgenommen, aber man sich das Sein des Anderen nicht wirklich vergegenwärtigt hat.

2. Begegnen heißt die Zweckrationalität überwinden

Es war Martin Buber, der die prägnanteste Formulierung dessen geliefert hat, was man unter Begegnung verstehen kann. So schreibt er in seinem »Dialogischen Prinzip«: »Alles Mittel ist Hindernis. Nur wo alles Mittel gefallen ist, geschieht Begegnung« (Buber 1965, S. 15). Damit macht Buber deutlich, dass das Charakteristikum der Begegnung gerade darin liegt, dass sich in der Begegnung der Blickwinkel wegbewegt von unmittelbaren Zwecken und sich dadurch ganz zur Person hinbewegt. In der Begegnung verschwindet alles

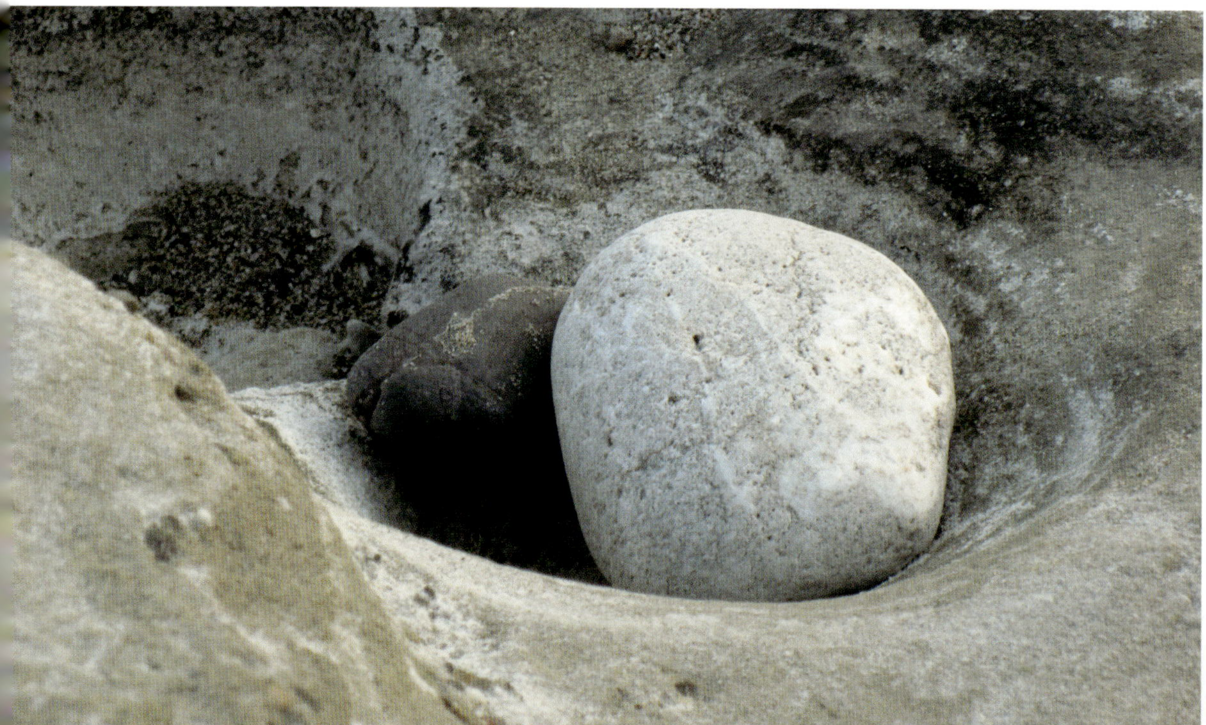

Christiane Knoop

Funktionale, die Frage des Woraufhin, das instrumentelle Denken verschwindet hinter dem Menschen selbst. In ähnlicher Weise formuliert das sehr treffend Romano Guardini, wenn er die Begegnung wie folgt beschreibt: »Sein Wesen zeigt sich und verlangt, jenseits aller Funktionen, in ihm selbst gesehen und gewürdigt zu werden« (1939/1950, S. 127).

Nun mag man erstaunt sein, dass man im Kontext der Medizin und Therapie von Begegnung sprechen mag, denn steht die Medizin nicht selbst unter einem Zweck, ist sie nicht per se instrumentell? Die Heilberufe möchten ja den Zweck erfüllen, zu helfen, zu heilen, zu lindern. Und so steht doch die Begegnung mit dem leidenden Menschen alles andere als in einem zweckfreien Raum. Und doch ist in dem Begegnungsbegriff etwas enthalten, was auch und gerade für Medizin und Pflege von Bedeutung ist, denn der Begegnungsbegriff macht deutlich, dass man das Ziel des Helfens letzten Endes nur erreichen kann, wenn man sich ganz dem Menschen zuwendet und nicht nur nach Mitteln sucht. Denn durch die Suche nach Mitteln wird der Mensch selbst zu einer Funktion, zu einem Objekt, an dem man hantiert. Die Begegnung aber macht aus der Funktion Mensch die Person Mensch und durch dieses Hervorholen der Person wird der Person selbst ein Dienst erwiesen. Es war vor allem Carl Rogers, der, von Martin Buber geprägt, deutlich gemacht hat, dass der eigentliche Meister der Heilung, der Linderung, der Bewältigung nicht der Therapeut, sondern der leidende Mensch selbst ist, und je mehr man diesen in den Mittelpunkt stellt und ihn für sich genommen betrachtet, ohne ihn in einen instrumentellen Zusammenhang zu stellen, desto mehr befähigt man ihn, sich auf das eigene Potenzial zu besinnen.

Man kann es auch so sagen: In der echten Begegnung mit dem hilfesuchenden Menschen schwindet das Ansinnen, helfen zu wollen, immer mehr hinter dem unweigerlich aufkeimenden Anliegen, zu erfahren, wer die andere Person ist. Die Frage nach dem Mittel, der Methode des Helfens tritt zurück hinter der Frage nach dem Sein, dem Sein des Anderen, dem Kosmos seiner ihm eigenen Person in ihrer ihr eigenen Welt. Echte Begegnung ist daher der Ort des Dialogs im Sinne eines Bezogenseins auf den Anderen als unverwechselbare Person.

3. Begegnen heißt den Anderen als Person anerkennen

Daraus wird deutlich, dass in der Begegnung nicht weniger geschieht als eine Anerkennung des Anderen als Person. Indem ich nämlich einer anderen Person im echten Sinne begegne, bestätige ich sie in ihrer ganzen personalen Existenz. Diese Anerkennung verbietet jede Inbesitznahme, jede Bemächtigung des Anderen und jede Subsumierung des Anderen unter ein bestimmtes Konzept. Jede Verortung des Anderen in ein vorgegebenes Raster ist eine solche Bemächtigung, die letzten Endes die personale Qualität der Beziehung zum Anderen gefährdet, weil sie implizit den Anderen zu einem bloßen Mittel, zu einem Objekt macht, an dem man hantiert. Genau vor diesem Hintergrund ist der Begegnungsbegriff auch und gerade für die Beratung, Therapie und Begleitung so essenziell, weil er darauf verweist, wie wichtig es ist, in der Betreuung hilfesuchender Menschen sich primär auf die Hervorkehrung des Anderen zu konzentrieren und nicht primär auf dessen Veränderung abzuzielen. Helfen kann man hier nur, wenn man sich von der Vorstellung freimacht, dem Anderen etwas beibringen zu wollen. Denn das Beibringen setzt ja bereits ein vorgegebenes Konzept voraus, dem sich der Andere zu beugen hat. Die echte Veränderung aber kann nur vom Anderen selbst nach seinen eigenen Vorstellungen und Zielen verwirklicht und nicht vom Helfer vorgegeben oder bezweckt werden. Erst wenn man versucht, im dialogischen Prozess sich in das Bezogensein auf den Anderen hineinzugeben, wird es möglich sein, im Anderen seine ihm eigenen Selbstverwirklichungstendenzen zur Blüte zu bringen.

4. Begegnen heißt Verstehenlernen

Die Begegnung erst macht etwas möglich, was für jede Therapie absolut unverzichtbar ist, und das ist das Verstehen des Anderen, das Verstehen seiner Person. Martin Buber hat die Begegnung beschrieben als »verstehende Kommunikation«. Und so stoßen wir zur eigentlichen heilsamen Kraft der Begegnung vor, die darin liegt, dass allein in der geglückten Begegnung sich ein Kennenlernverhältnis entwickeln kann und daraus die Fähigkeit zum Verstehen des Anderen sich entfalten kann. Und doch ereignet sich Verstehen nicht einfach so, sondern erst dann, wenn das Verstehen*wollen* auf gute Verstehensbedingungen stößt, die aus dem Wollen das Ereignis Verstehen werden lassen. Auch wenn das Verstehen auf Voraussetzungen und Bedingungen angewiesen ist, so geht es eben nicht als Resultat der Bedingungen auf, sondern stellt das grundlegend Neue dar, das aus den guten Bedingungen heraus sich emergent entfaltet. Verstehen entsteht, es ereignet sich, es kann gerade nicht gemacht werden und gerade nicht gemanagt werden; es gibt schlichtweg kein Verstehensmanagement, sondern nur ein Management der Bedingungen, unter denen Verstehen möglich werden kann. Wir können uns nicht einfach vornehmen, zu verstehen, sondern wir können uns nur so weit einlassen, dass wir am Ende teilnehmen an einem Verstehensprozess, der uns in grundsätzlich neue Gefilde, neue Einsichten, neue Weitsichten geleitet. Wer versteht, entwickelt etwas Neues und erkennt nicht nur bereits Bekanntes wieder; der Verstehende ist der unablässig kreativ Erschließende, er macht sich auf zu neuen Wegen und weiß am Anfang nicht, was er finden wird. Genau deswegen kann er diesen Weg nicht einem Planbarkeitspostulat unterwerfen, sondern er muss sich einfach öffnen für das, was sich durch seine Offenheit ihm erschließen wird. Gerade weil das Verstehen keine Entdeckung und kein Erleben ist, sondern ein Entwerfen und damit eine geistige Aktivität darstellt, gerade deswegen kann man von einer Kunst des Verstehens sprechen, weil im Verstehen etwas Neues geschaffen wird, das in seiner Besonderheit gerade nicht einfach herstellbar, sondern nur kreativ zu erschließen ist.

Schlussfolgerungen

Erst über die Begegnung können wir den kranken Menschen verstehen. Das Zentrale dieses Verstehens in der Begegnung liegt in der inneren Haltung; dieser Verstehensprozess gelingt nur in der Haltung der inneren Ruhe, der Geduld, des Verweilenkönnens (Maio 2018). Nur eine Haltung des Gewährenlassens wird echtes Verstehen ermöglichen, indem sie den Helfer, die Helferin dazu befähigt, Verstehen eben nicht als Abgleich mit Theorien zu begreifen, sondern als direkte Erfahrung des Individuums. Zum Verstehen gehört die Geduld gerade deswegen, weil man nur mit der Geduld es schaffen kann, den Patienten nicht vorschnell in ein Erklärungs- und Interpretationsschema einzuzwängen, das seiner Unverwechselbarkeit nicht gerecht würde. Geduld haben im Verstehen bedeutet, sich davor zu bewahren, vorschnell zu interpretieren und vorschnell einordnen, erklären und rückführen zu wollen. Verstehend gilt es vor allen Dingen, nicht etwa einzuordnen, sondern die gelebte Erfahrung des Anderen als eine auftauchende Erfahrung anzuerkennen. Aus dem Gesagten wird deutlich, dass das Verstehen als Resultat einer echten Begegnung kein supererogatorischer Luxus ist, sondern die Sache selbst. Deswegen kommt eine Ethik des Umgangs mit schwerkranken Menschen nicht ohne eine Ethik der Begegnung aus.

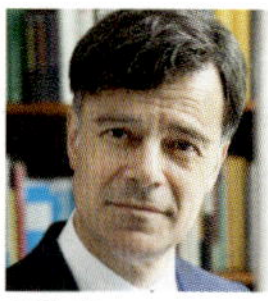

Prof. Dr. **Giovanni Maio** ist Internist und Philosoph und hat den Lehrstuhl für Medizinethik an der Universität Freiburg inne.

E-Mail: maio@ethik.uni-freiburg.de

Literatur

Buber, M. (1965). Das dialogische Prinzip. Heidelberg.

Guardini, R. (1939/1950). Welt und Person. Versuche zur christlichen Lehre vom Menschen. Würzburg.

Maio, G. (2018). Werte für die Medizin. Warum die Heilberufe ihre eigene Identität verteidigen müssen. München.

Ethos und Ethik in der TelefonSeelsorge

Friedrich Dechant

In memoriam Ernst Ludwig Grasmück (1933–2017)

Im Rahmen der TelefonSeelsorge-Ausbildung sagt ein Mitarbeiter in einem Übungsgespräch mehrfach: »Wenn Sie mich fragen, ich würde das so machen!«; aber niemand hat ihn gefragt. In der Ausbildung wird er erfahren, dass eine solche Intervention nicht nur beraterisch wenig hilfreich ist, sondern auch gegen die Ethik der TelefonSeelsorge verstößt.

»Gibt es eine Ethik in der TelefonSeelsorge?« Spontan wird man diese Frage bejahen, denn was wäre, wenn nicht! Jedes beraterische und oder seelsorgliche Handeln braucht Normen und ethische Leitlinien, um Willkür und Missbrauch identifizieren und dem wirkungsvoll entgegentreten zu können; vor allem aber auch, um das eigene Tun verbindlich zu bestimmen. Die ethischen Normen der TelefonSeelsorge werden bestimmt durch die Ethik-Charta von IFOTES, der internationalen Dachorganisation von Telefondiensten, die »emotionalen Beistand« gewähren, und von den Regelungen des Handbuchs der beiden deutschen Dachorganisationen (Evangelische Konferenz für TelefonSeelsorge …/Katholische Bundesarbeitsgemeinschaft … 2014).

Hier wird eine Spannung sichtbar, die das Selbstverständnis und die daraus entwickelten ethischen Eckpunkte betrifft: IFOTES versteht sich explizit als weltanschaulich neutral. Die Arbeit der Telefondienste wird als »emotional support« beschrieben. TelefonSeelsorge ist in Deutschland überwiegend ein Angebot der beiden großen Kirchen. Trotz ergebnisoffener Beratung und stützender Begleitung spielt der Seelsorgeaspekt im Verständnis der Träger, der Haupt- und Ehrenamtlichen eine wesentliche Rolle.

Die Ehtik-Charta von IFOTES bezieht sich auf ein allgemeines beraterisches Ethos, das aus den allgemeinen Menschenrechten abgeleitet wird: »Ethische Grundlage der telefonischen Hilfsdienste sind die in der Menschenrechtserklärung der Vereinten Nationen (…) umrissenen Grundrechte (…) besonders:

- die Würde des Menschen
- das Recht des Menschen, in seinem Denken, Fühlen, Wünschen und seiner Lebensart respektiert zu werden (…)
- das Recht des Menschen, sich in seiner Sprache auszudrücken« (Handbuch, S. 51).

Für den Dienst am Telefon wird präzisiert: »Anrufende treten mit einem Gesprächspartner in Kontakt, mit dem sie in aller Offenheit reden können. Sie können davon ausgehen, als ganzer Mensch respektiert zu werden.« Dabei haben sie das Recht, »sich auf ihre Art auszudrücken«, denn das »unvoreingenommene Zuhören« soll bei den Anrufenden zu Selbstreflexion, Angstabbau und Stärkung des Selbstvertrauens führen. Entsprechend bieten die Mitarbeitenden am Telefon »den Anrufenden ihre Unterstützung vorurteilsfrei an und bemühen sich, sie weder weltanschaulich noch religiös oder politisch zu beeinflussen. Sie respektieren die Interpretations- und Entscheidungsfreiheit der Anrufenden.« Aus- und Weiterbildung der Mitarbeitenden sind notwendig und diese werden zur Wahrung ihrer eigenen Grenzen verpflichtet: »Mitarbeitende achten darauf, dass sie von den Gesprächspartnern am Telefon respektiert werden. Sie lassen sich von ihnen weder manipulieren noch bedrängen oder be-

Leidfaden, Heft 1 / 2019, S. 63–65, © Vandenhoeck & Ruprecht GmbH & Co. KG, Göttingen, 2019, ISSN 2192–1202

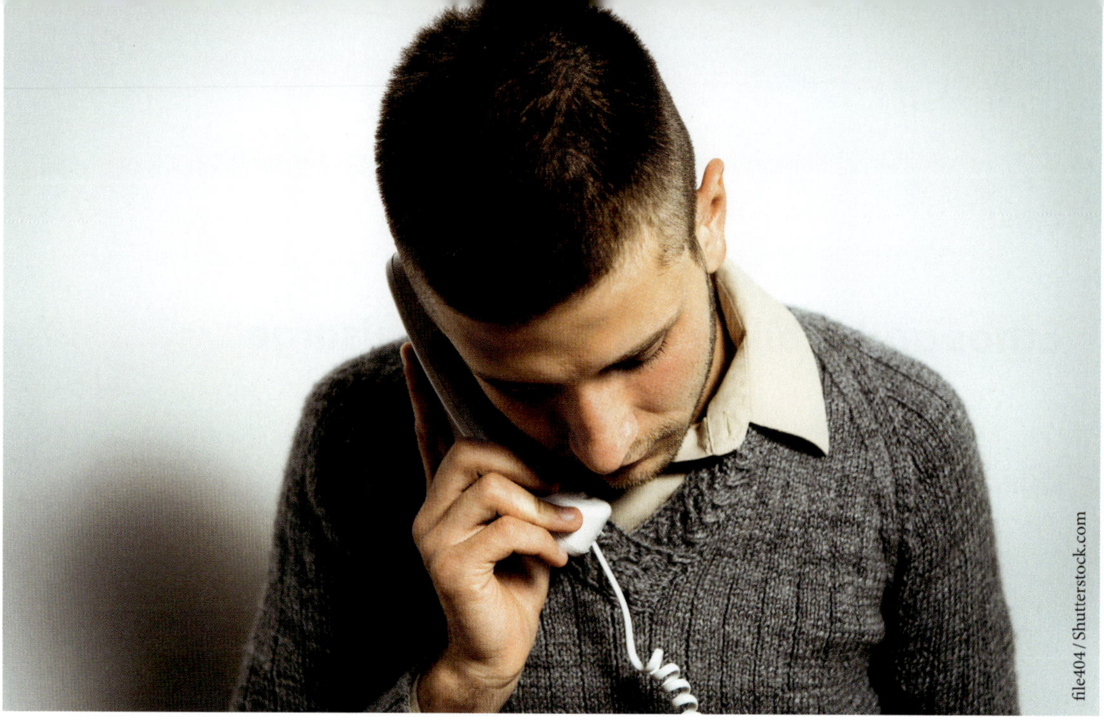

schimpfen« (S. 52). Die Ethik-Charta enthält zahlreiche organisatorische Bestimmungen, so dass zusammen mit ihrer Verabschiedung 1994 »Internationale Normen« in Kraft gesetzt wurden, die die oben genannten Punkte wiederholen und um die Punkte Anonymität, Vertraulichkeit, Kostenfreiheit, Ehrenamtlichkeit erweitern (S. 54).

Das Handbuch spricht in den »Leitlinien für den Dienst der TelefonSeelsorge« neben dem Verweis auf die IFOTES-Regelungen von einer doppelten Herausforderung, der die TelefonSeelsorge entsprechen will: »einerseits den tieferen Bedürfnissen des Menschen in seelischen Notlagen (helfend beizustehen), (…) andererseits dem biblischen Auftrag, für Menschen da zu sein, die zu scheitern drohen (…) Beistand und persönlichen Zuspruch anzubieten und in alledem Mut zu neuem Glauben und neuer Hoffnung im Sinn des Evangeliums zu ermöglichen« (S. 36).

Ich will nicht ausschließen, dass es eine TelefonSeelsorge-Stelle in Deutschland gibt, in der die Ethik-Charta im Dienstzimmer hängt, bekannt ist mir keine. Die Arbeit an den einzelnen Stellen ist von einem spezifischen Ethos geprägt, in das die Ethikpapiere eingeflossen sind und das explizit oder implizit von ethischen Maximen der Träger und der jeweiligen (hauptamtlichen) Stellenleitungen geprägt ist. In der Ausbildung neuer ehrenamtlicher Kollegen und Kolleginnen werden im konkreten Tun ethische Normen vermittelt, die in den drei Ausbildungsschwerpunkten »Gesprächsführung, Selbsterfahrung, thematische Information« integriert sind.

Zentrum des ethischen Handelns in der TelefonSeelsorge ist der Begriff der *Menschenwürde.* Sie ist nicht der kleinste gemeinsame Nenner zwischen IFOTES-Standards und Leitlinien, sondern der Dreh- und Angelpunkt weltanschaulich neutraler und christlich motivierter Arbeit, unabhängig von beraterischen oder therapeutischen Schulen. Carl Rogers hat mit den Therapeutenvariablen Empathie, Akzeptanz und (selektive) Authentizität für Haltung und Verhalten die Grundpositionen beschrieben, die die Würde der Anrufenden und der Telefonseelsorger und Telefonseelsorgerinnen gewährleisten. Akzeptanz bedeutet, die Anruferin als Person voll und ganz wertzuschätzen, sie als einmalig, wunder-, wert- und würdevoll zu erkennen. Ihr Verhalten wird als das ihr in ihrer Situation bestmögliche verstanden und im Gespräch kann die Suche nach Ressourcen und größerer Selbstaktualisierung begleitet werden.

Weil TelefonSeelsorge keine konkreten Dienstleistungen erbringt, kann sie sich im Gespräch Anrufenden unmittelbar zuwenden. Das einfühlende Verstehen, die von unseren Spiegelneuronen mitbedingte Empathie, lässt den Telefonseelsorger mit der Anruferin mitschwingen und ihre Welt so wahrnehmen, als ob er sie durch ihre Augen sähe. Die Anruferin wird weder be- noch verurteilt. Ihr Leben, ihre Sicht der Welt und Weltanschauung stehen im Mittelpunkt des Gesprächs. Emmanuel Levinas versteht das Ich als die Geisel des Anderen, dessen Antlitz es unmittelbar fordert. Nicht ich bestimme, was er braucht, sondern er und seine existenzielle Not fordern mein Mitgefühl und meine Solidarität. In der unvoreingenommenen Annahme des Anderen kann er seine Würde bewahren oder wieder erhalten. Viele Anrufende sehen sich ihrer beraubt. Sie erzählen von erfahrener Gewalt, von Missbrauch, von Mobbing oder von Missachtung in der Familie. Indem sie am Telefon sein dürfen, wie sie sind, und sich Traumatisierung und soziale oder moralische Verurteilung nicht wiederholen, kann ein erster Schritt zur Heilung erfolgen. Dann können weitere stützende und ressourcenorientierte Interventionen auf fruchtbaren Boden fallen. Begegnung ist möglich, wenn sich die Partner mit Respekt gegenübertreten. Anwältin der Würde der Anrufenden zu sein, ist Aufgabe der TelefonSeelsorge.

Die Telefonseelsorgerin wird sich selektiv authentisch in das Gespräch einbringen – nicht alles, was sie weiß, wahrnimmt, denkt und fühlt, wird sie in den Kontakt geben, sondern das, von dem sie spürt oder hofft, dass es dem Anrufer Halt und Stütze sein und zu innerem und äußerem Wachstum ermutigen kann. Das bedeutet auch, dass sie lebensfeindlichen Tendenzen im Verhalten oder den Äußerungen des Anrufers klar entgegentritt, ohne die Not, aus der sie entstanden sind, zu vernachlässigen. Die Grenzen der eigenen Freiheit und Würde sind die Freiheit und Würde des Anderen. Wenn Anrufende sich fremdenfeindlich äußern oder Dritte herabwürdigen, ist es entscheidend, deren Würde ins Gespräch zu bringen und dem blinden Hass Grenzen zu setzen. Im Dialog wird die Seelsorgerin Täterintrojekte und negative Selbstzuschreibungen des Anrufers zur Sprache bringen, um lebensbejahende Glaubenssätze zu fördern. Grenzen wird die Telefonseelsorgerin auch ziehen, wo ihre eigene Würde nicht respektiert wird. Ebenso klar wie respektvoll wird sie sich von Beschimpfungen und erotophonen Wünschen des Anrufers abgrenzen. Idealerweise wird dabei die eigene Würde ebenso in den Blick genommen werden wie die des Anrufers. Denn auch wenn der Gesprächspartner fremde Grenzen missachtet, ist es um seiner selbst wichtig, seine Grenzen zu achten. Das Verhalten der Telefonseelsorgerin hat hier Modellfunktion.

Das christliche Movens für die TelefonSeelsorge ergibt sich aus dem Beispiel Jesu. Das Gleichnis vom Barmherzigen Samariter (Lk 10,30 ff.) macht deutlich, dass der mich zu unmittelbarer Hilfeleistung herausfordert, der diese Hilfe braucht. Seine Existenz und seine Würde sind gefährdet und dadurch nimmt er mich in die Pflicht, adäquat zu handeln. In Wundererzählungen fragt Jesus den bedürftigen Menschen, was er für ihn tun solle (vgl. z. B. Mt 20,32). Er drängt sich nicht auf und nötigt den Anderen nicht, Hilfe anzunehmen. Jesus ist aber auch der, der klare Kante zeigt und Menschen in ihre Schranken weisen kann: Er schützt die Ehebrecherin vor dem Mob (Joh 8,3 ff.). Hier verschränken sich IFOTES-Charta und Leitlinien.

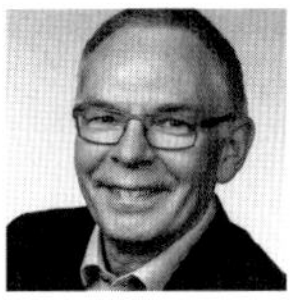

Dr. theol. **Friedrich Dechant** ist Leiter der TelefonSeelsorge Nordoberpfalz.

E-Mail: f.dechant@gmx.de

Literatur

Dechant, F. (1998). Bewahrung der Würde des Menschen als Herausforderung: Telefonseelsorgegespräche mit Daueranrufenden und Sexanrufern. In: Bucher, R.; Fuchs, O.; Kügler, J. (Hrsg.), In Würde leben. Interdisziplinäre Studien zu Ehren von Ernst Ludwig Grasmück (S. 250–262). Luzern.

Dechant, F. (2018). Wunden heilen … Telefonseelsorge in Geschichte und Gegenwart. In: Begegnung und Gespräch, 182, 2.

Evangelische Konferenz für TelefonSeelsorge und Offene Tür e. V./Katholische Bundesarbeitsgemeinschaft für Ehe-, Familien- und Lebensberatung: TelefonSeelsorge und Offene Tür e. V. (2014). TelefonSeelsorge und Offene Tür in Deutschland. Handbuch.

IFOTES – International Federation of Telephone Emergency Services. https://www.ifotes.org/en/about (→ Norms and Statutes → Attachments → Ethical Charter; letzter Zugriff am 22.10.2018).

Eine Reise durch das Gesundheitswesen – Im Gepäck eine neue Ethik der Begleitung?

Karin Scheer und Susanne Frewer-Graumann

Haltestellen in der Versorgungslandschaft

Die Begleitung von Menschen in Krankheit, Leid, Krisen und Trauer ist die Aufgabe der Mitarbeitenden im Sozial- und Gesundheitssystem. Sie sehen sich zunehmend mit einem ökonomischen Duktus konfrontiert, der die Ideologie und Denklogik in den Systemen verändert. Seit der Einführung von Marktprinzipien gilt das Wettbewerbsparadigma. Plötzlich taucht auch bei Trägern von Krankenhäusern und Pflegeheimen, Pflegediensten etc. die Frage auf, ob die Rendite stimmt.

Auch kirchliche Stellen in der Krankenhausseelsorge werden gestrichen und nach neuen Modellen der seelsorglich-spirituellen Begleitung gesucht – da das medizinische System sich

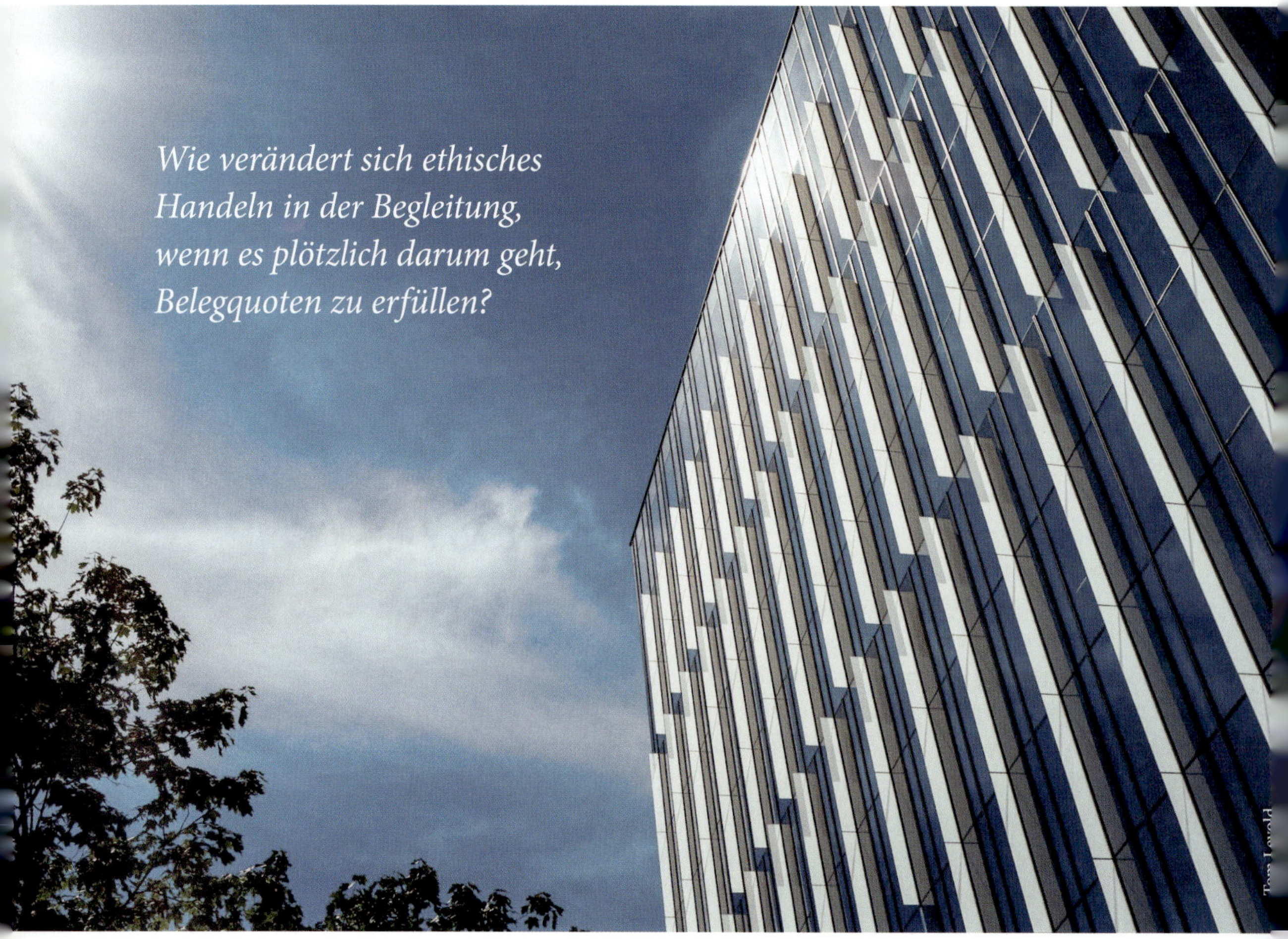
Wie verändert sich ethisches Handeln in der Begleitung, wenn es plötzlich darum geht, Belegquoten zu erfüllen?

Leidfaden, Heft 1 / 2019, S. 66–72, © Vandenhoeck & Ruprecht GmbH & Co. KG, Göttingen, 2019, ISSN 2192-1202

zunehmend dem Thema Spiritualität öffnet. Innerhalb des Gesundheitswesens wird die Begleitung durch Spiritual Care im palliativen Kontext als Unterstützung für Schwerkranke, Sterbende und ihrer Zugehörigen von der WHO gefordert (vgl. Kohli Reichenbach 2018).

Wie verändert sich ethisches Handeln in der Begleitung, wenn es plötzlich darum geht, Belegquoten zu erfüllen? Unsere These dazu: Unter einem ökonomischen Diktat wird ethisches Handeln erschwert, es gibt aber genügend ethische Grundsätze, auf die wir uns besinnen können. Keine neue Ethik der Begleitung ist nötig, sondern vorhandene ethische Ansätze, die ethisches Handeln begründen, können als Fundament für das Sozial- und Gesundheitswesen dienen. Im Folgenden möchten wir einige Überlegungen dazu vorstellen.

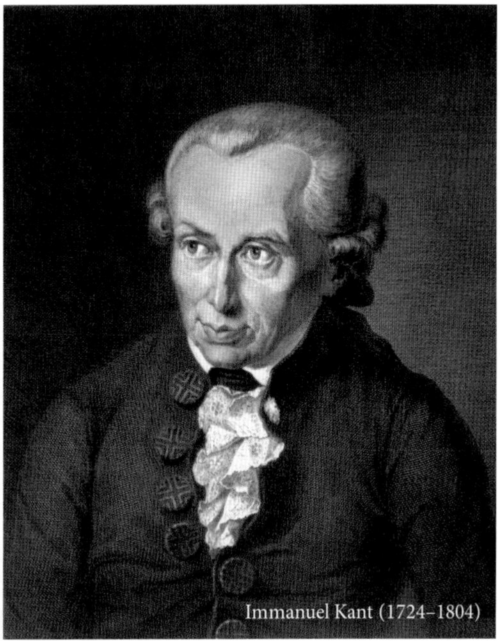
Immanuel Kant (1724–1804)

INTERFOTO / Sammlung Rauch

Station 1: Begleitung und Versorgung

Das Verb »begleiten« definiert der Duden (2018) als: »mit jemandem (…) zum Schutz mitgehen (…), an einen bestimmten Ort bringen, führen«. »Versorgung« und »Leistungserbringung« prägen als Begriffe das Gesundheitssystem aktuell viel mehr als »Begleitung«. Patientinnen und Patienten sind unterversorgt, es gibt Versorgungslücken oder -engpässe. Niemand spricht von Begleitungslücken. »Versorgung« im modernen und medizinischen Sinn ist kein philosophischer, sondern zunächst ein technokratischer Begriff. Das Sprachfeld »Begleitung« zeigt an, dass neben der Technik andere Grundlagen und Haltungen notwendig und entscheidend sind.

Station 2: Fragen zum Alltag der Begleitung und Versorgung

Ein Autor, der uns bei der Beantwortung der Frage, unter welchen Bedingungen ethisches Handeln als ethisch reflektiertes Begleiten begriffen werden kann, hilfreich erscheint, ist Immanuel Kant. Er stellt drei – uns in diesem Zusammenhang wichtig erscheinende – Fragen (vgl. Kant 1787).

Die erste Frage »Was kann ich wissen?« zielt auf die Quellen, den Umfang und die Grenzen insbesondere unserer (natur-)wissenschaftlichen Erkenntnisse. Kant (1787) begibt sich ins Vorfeld der empirischen Erfahrung und sucht, die Bedingungen der Möglichkeit dieser Erfahrung aufzuklären. Das Phänomen der adaptiven Präferenzen macht deutlich: Wir wünschen uns nur das, was wir uns auch vorstellen können (vgl. Kessel 2011). Für die Frage, was wir uns vorstellen können, sind unsere Erfahrung und unser Wissen wichtig. Was als richtiges oder wahres Wissen gesellschaftlich anerkannt ist, ist letztlich eine Frage von Macht. Wir müssen daher fragen: Welches Wissen ist wichtig? (Foucault 2004; Fraser 1994). Es geht also im kantschen Sinne nicht nur darum, Erkenntnisgrenzen und -möglichkeiten aufzuzeigen, sondern auch darum, wie diese zustande kommen. Es geht um die alte foucaultsche Frage, welches Wissen Wahrheit aussprechen kann. Wir können also fragen: Was ist in unserem Gesundheitswesen mit Blick auf die Begriffe »Versorgung« und »Begleitung«, wie wir sie oben eingeführt haben, wichtig? Nancy Fraser (1994) notiert dazu, dass bei der Etablierung von Bedürfnissen als anerkannte Bedürfnisse im Rahmen von sozialstaatlichen Interventionen, beispielsweise im Gesundheitswesen, Machtformen wirken. Die Bedürfnispolitik ist für sie ein »Kampfplatz, auf dem Gruppen mit ungleichen diskursiven (und nicht-diskursiven) Ressourcen konkurrieren« (Fraser 1994, S. 256). Wir können mit den Menschen, die Krisen bewältigen und nach Anerkennung ihrer Bedürfnisse jenseits von technokratischer Versorgung suchen, fragen: Welches Wissen, oder im luhmannschen Sinn, welche Funktionslogik ist wirkmächtig im System des Gesundheitswesens? Im Moment ist es wohl eine ökonomisch und technokratisch geprägte. Aber: Systeme können sich verändern! Luhmann (1997) sieht die Möglichkeit, dass sich Systeme dadurch, dass sie irritiert werden, verändern und weiterentwickeln (vgl. Luhmann 1997; Frewer-Graumann und Heckes 2015).

Die zweite Frage Kants (1787) »Was soll ich tun?« wendet sich den Bedingungen der Möglichkeit moralischen Urteilens zu. Für die Begleitung sind der jeweilige Versorgungskontext und die Reflexion der eigenen Bedingungen von Bedeutung.

Unter »Versorgung« ist erst einmal der Ausgleich eines aufgetretenen Mangels an bestimmten Gütern für einen bestimmten Zweck zu verstehen. Es entsteht eine Versorgungslücke, wenn Güter in nicht ausreichendem Maß zur Verfügung stehen. In krisenhaften Lebenssituationen geht es um Begleitung, um ein Dasein und Mitaushalten, um den Versuch, Leid zu teilen oder ertragbar zu machen, ohne es ändern zu können. Dazu gehört, die eigene Haltung zu reflektieren und die Menschen innerhalb dieses Gesundheitssystems als Patienten und Patientinnen, haupt- und ehrenamtlich Mitarbeitende etc. nicht nur als Funktionsträger/-innen, sondern auch als Begleitete beziehungsweise Begleitende zu Wort kommen zu lassen.

Darüber hinaus bedürfen die Patienten und ihre Zugehörigen nicht nur medizinischer Ver-

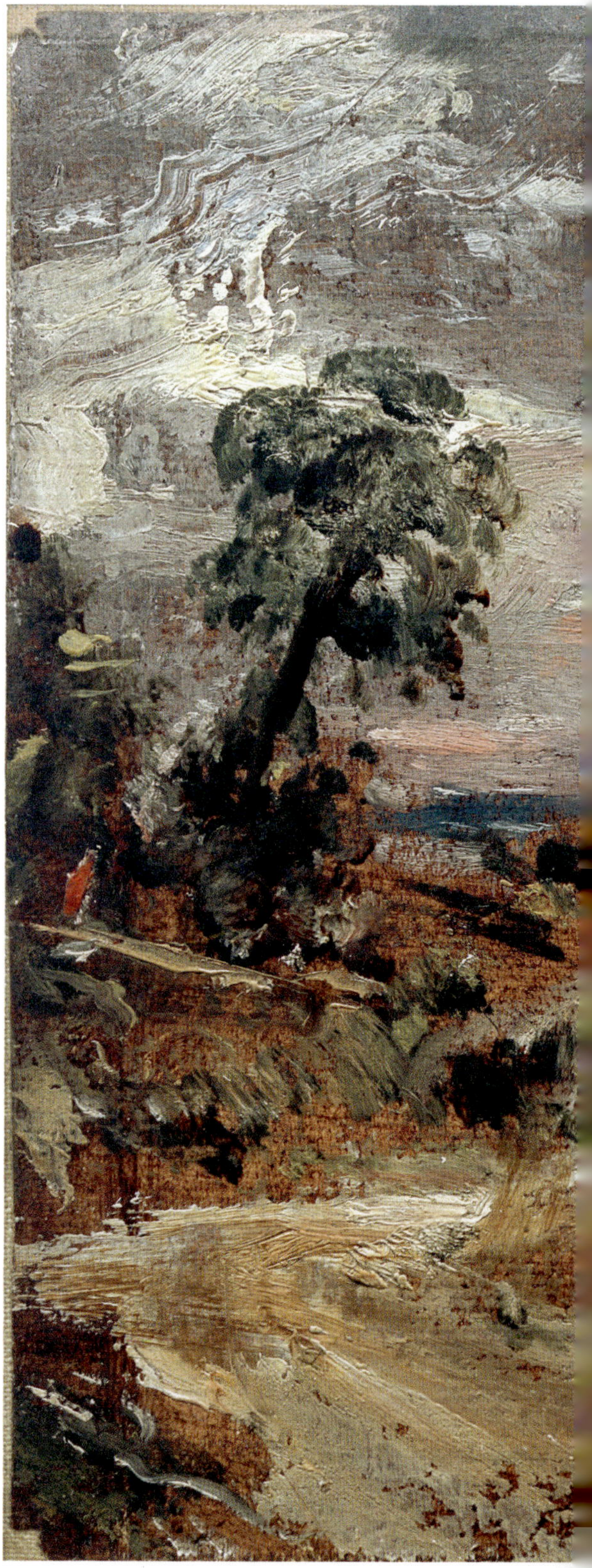

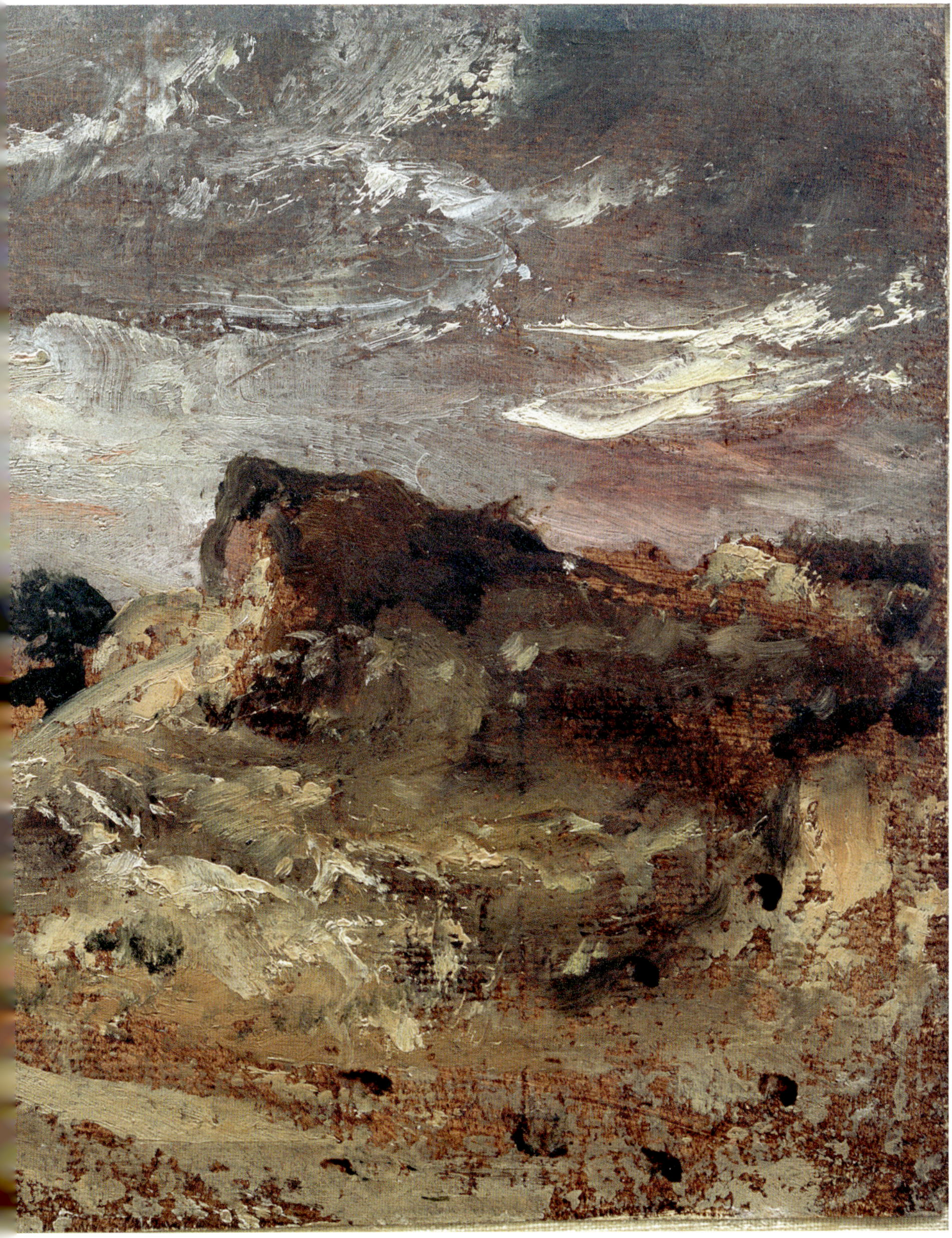

John Constable, Landstraße und Sandhügel, 1811 / akg-images

Langsame Fahrt voraus

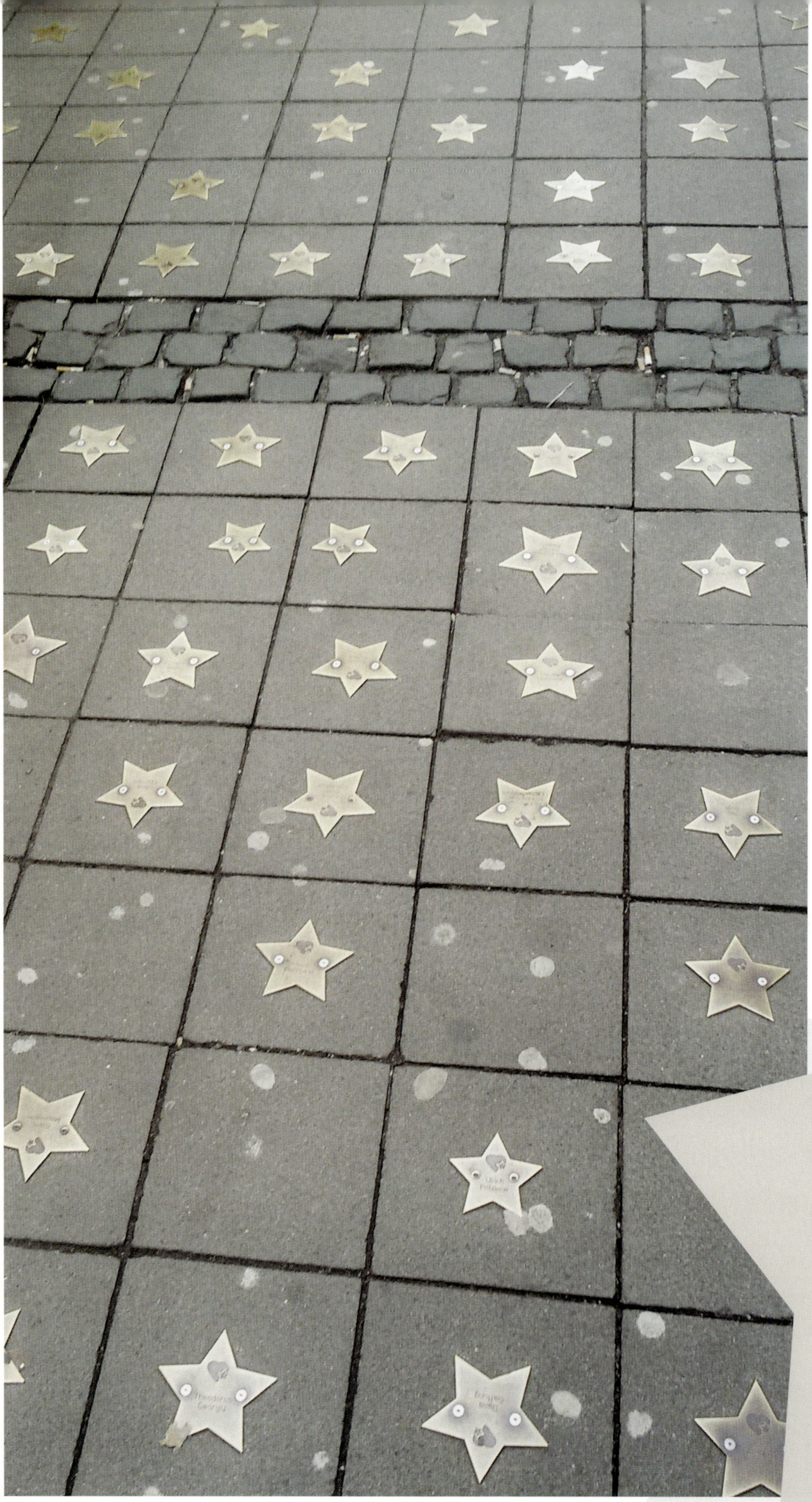

Foto: Ulrike Rastin

sorgung, sondern auch der Begleitung im sozialen, psychischen und spirituell-religiösen Bereich, um die Erkrankung und ihre Folgen deuten zu können.

Hier schließt die dritte kantsche Frage »Was darf ich hoffen?« an, die die Bedingungen der Möglichkeit freizulegen sucht, unter denen wir vernünftigerweise hoffen dürfen, dass unser Leben auch in Krisen, Krankheit und Sterben gelingt (vgl. Kant 1787).

Station 3: Reflexionsräume zum Innehalten

Der Erkenntnisraum zwischen irritierendem Wissen und richtigem Handeln benötigt ethische Reflexion. Was macht es schwer, so zu handeln, wie wir sollten? Was hindert, einem inneren Impuls folgend, mitfühlend zu sein, nachzugeben? Im kantischen Sinne sind diese inneren Impulse die Bedingungen, unter denen moralisches Handeln und ethische Reflexion im Gesundheitswesen (un-)möglich sind. Ethisches Handeln braucht Reflexionsräume im Alltag. Es reicht eben nicht, nur berufsspezifische ethische Fundierungen zu haben oder ethische Fallbesprechungen mit den Kolleginnen und Kollegen. Damit Reflexionsräume Teil der Haltung und damit gelebte Alltagspraxis werden, braucht es die Möglichkeit des Innehaltens: Habe ich/haben wir als Institution das richtig gemacht?

Die große Nachfrage nach spiritueller Lebenshilfe, nach Reflexionsmöglichkeiten weist deutlich auf den hohen Bedarf an existenzieller Orientierung und Sinngebung hin.

Station 4: Begleitung braucht Haltung

Berufliches und persönliches Erleben speisen sich aus der Quelle unserer Empfindungsfähigkeit. Fritz Breithaupt (2017) betont, Empathie kann einerseits helfen, andere Menschen besser zu verstehen, andererseits führt sie nicht automatisch dazu, dass man anderen hilft, wenn diese in Not sind. Breithaupt beschreibt daher eine dunkle Seite der Empathie etwa in Form einer manipulativen Empathie. Mitarbeitende »verstehen«, was ihr Gegenüber braucht. In solchen Fällen ist Empathie egoistisch. Das eigene Gefühlserleben steht im Mittelpunkt und nicht der Andere. Wir sind auf der einen Seite alle, auch Angehörige, mit empathischen, mitfühlenden Fähigkeiten ausgestattet, die moralisches Handeln ermöglichen – als Menschen, als Mitarbeitende –, und kommen in Situation, in denen wir einschneidende Ereignisse erleben und begleiten. Auf der anderen Seite weisen rechtliche Bedingungen und die berufsspezifischen ethischen Richtlinien auf eigene Selbstverpflichtungen hin, die die Bedeutung moralischer Verantwortung bei der Versorgung/Begleitung benennen.

»Kants Moralphilosophie bildet in letzter Konsequenz die Grundlage einer moralischen Praxis des zwischenmenschlichen Engagements, wobei dieses Engagement weder in ein rein mechanisches, gefühlloses Versorgen noch eine Mitleidsethik führt, sondern die Selbstverpflichtung im Zentrum steht, sowohl mich selbst als auch den Anderen niemals bloß als Sinnenwesen, sondern jederzeit auch als Vernunftwesen zu betrachten und zu respektieren« (Heil 2009, S. 8).

Damit wird ein wichtiger Punkt einer Ethik der Begleitung angesprochen: die Selbstsorge (vgl. Foucault 1989), die Foucault ausdrücklich vom Egoismus abgrenzt. Selbstsorge meint keine stabile Eigenschaft, sondern eine Haltung, um die in Beziehung immer gerungen werden muss (vgl. Voswinkel et al. 2018). Selbstfürsorge geht nicht ohne Gegenüber. Häufig wird der sogenannten »Apparatemedizin« ein Verlust der Seele, des Gegenübers, der sozialen Bezogenheit und der Intuition vorgeworfen.

»Die Hospizbewegung und die Palliativmedizin haben in den letzten beiden Jahrzehnten in Erinnerung gebracht, dass jegliche Heilpraxis religiösen Wurzeln entspringt« (Utsch 2014, S. 3). Alles Religiöse und Spirituelle wurde in der wissenschaftlichen Medizin und Psychologie sowie in der psychosozialen Beratung nicht beachtet. Die große Nachfrage nach spiritueller Lebenshilfe, nach Reflexionsmöglichkeiten weist deutlich auf den hohen Bedarf an existenzieller Orientierung und Sinngebung hin, die fachliche, kirchlich gebundene Lebenshilfe im Gesundheitswesen mangels Personal nicht bieten kann. Diesen Fragen ist auch die Gesundheitsforschung lange ausgewichen und hat so eine Lücke im Versorgungs- und Begleitungskontext entstehen lassen, die heute von vielen – auch fragwürdigen – Angeboten ausgefüllt wird (vgl. Utsch, 2018).

Soll die Begleitung der Patientinnen und ihrer Zugehörigen im umfassenden Sinn als medizinische, psychische, soziale und spirituelle gelingen, muss gemeinsam mit allen Beteiligten nach neuen Modellen und Lösungswegen gesucht werden.

Die Reise geht weiter …

Dieser Artikel ist eine Einladung, sich an der Diskussion, wie wir unser Gesundheitswesen künftig gestalten wollen, zu beteiligen. Als Mitarbeiterinnen des Gesundheitswesens hoffen wir, dass Selbstfürsorge im foucaultschen Sinne ermöglicht wird. Begleitung braucht Selbstfürsorge, Mitgefühl und Reflexionsräume. Und unser Gesundheitswesen braucht Irritationen, um sich zu verändern. »Begleiterinnen aller haupt- und ehrenamtlicher Professionen, irritiert!« Die irritierende Hoffnung der Begleitung stachelt an zur weiteren Reise in der Versorgungslandschaft.

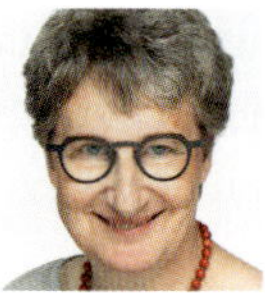

Pastorin **Karin Scheer** leitet die Koordination der Hospizarbeit am Universitätsklinikum Essen, ist im Vorstand des HPV NRW, Dozentin im Gesundheitswesen im Bereich Palliative Care, Supervisorin und Ethikberaterin.

E-Mail: karin.scheer@uk-essen.de

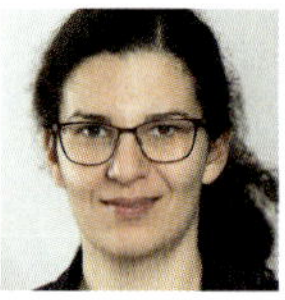

Dr. phil. **Susanne Frewer-Graumann** ist Leiterin des Forschungsschwerpunkts Lebenslagen, Lebensformen und soziale Integration am Institut für Gerontologie an der TU Dortmund. Dort ist Palliative Care einer der Arbeitsschwerpunkte

E-Mail: frewgrau@post.tu-dortmund.de

Literatur

Breithaupt, F. (2017). Die dunklen Seiten der Empathie. Berlin.

Foucault, M. (1989). Die Sorge um sich. Sexualität und Wahrheit 3. Frankfurt a. M.

Foucault, M. (2004). Geschichte der Gouvernementalität I: Sicherheit, Territorium, Bevölkerung. Frankfurt a. M.

Fraser, N. (1994). Widerspenstige Praktiken: Macht, Diskurs, Geschlecht. Frankfurt a. M.

Frewer-Graumann, S.; Heckes, K. (2015). Hospizarbeit als Gestaltung von und in Spannungsverhältnissen – Einige Überlegungen zur Standortbestimmung. In: Praxis Palliative Care, 29, S. 26–29.

Heil, J. (2009). Philosophie der Versorgung. Versorgung – Selbstsorge. Vortrag im Rahmen der 2. Bundesweiten Tagung des Psycho-Onkologischen Dienstes der HSK Wiesbaden vom 01.–02. Oktober 2009. Thema: »Psychoonkologische Versorgung. Strukturen und Praxis« In: Internationale Zeitschrift für Philosophie und Psychosomatik (IZPP), 1, S. 1–10.

Kant, I. (1787). Kritik der reinen Vernunft. In: Akademie-Ausgabe, Bd. III (S. 1–552). Berlin, 1968 ff.

Kessel, F. (2011). Sozialraumorientierung – einige Anmerkungen zur Diskussion. In: Behindertenpädagogik, 50, S. 290–301.

Kohli Reichenbach, C. (2018). Krankenhausseelsorge im Fokus der Qualitätssicherung: Zweckfrei und doch messbar. In: Wege zum Menschen, 70/4, S. 299–313.

Luhmann, N. (1997). Die Gesellschaft der Gesellschaft (2. Bd.). Frankfurt a. M.

Utsch, M. (2012). Möglichkeiten der Qualitätssicherung auf dem Markt spiritueller Lebenshilfe. In: Bewusstseinswissenschaften, 18, S. 30–47.

Utsch, M. (2014). Wer sorgt für die Seele eines kranken Menschen? Das Konzept »Spiritual Care« als Herausforderung für die christliche Seelsorge. In: Materialiendienst der EZW, 75, 9, S. 343–347.

Utsch, M.; Bonelli, R. M.; Pfeifer, S. (2018). Psychotherapie und Spiritualität. Mit existenziellen Konflikten und Transzendenzfragen professionell umgehen. Berlin.

Voswinkel, S., Flick, S., Alsdorf, N. (2018). Widerstand und Sorge in Krankheit und Arbeit. In: Augello von Zadow, E.; Lohl, J.; Löhlein, M.-S.; Schweder, P. (Hrsg.), Widerstand und Fürsorge. Beiträge zum Thema Psychoanalyse und Gesellschaft. Göttingen.

Braucht Ethik eine Weltanschauung?

Franz Alt

Wie beurteilt der nach Umfragen sympathischste Mensch der Welt unsere Frage »Braucht Ethik eine Weltanschauung?« Der *Dalai Lama* ist überzeugt, dass das 21. Jahrhundert mit all seinen Problemen wie Atomkriegsgefahr, Klimawandel, Artensterben und Flüchtlingsströmen noch immer das fortschrittlichste Jahrhundert der Menschheitsgeschichte werden kann. Der Mann hat einen unverbesserlichen Optimismus und den strahlt er auch aus. Deshalb kommen zu seinen Vorträgen noch immer Tausende, manchmal füllt er sogar ein Sportstadion und zehntausende Besucher und Besucherinnen hören ihm stundenlang gebannt zu. Seine Vorstellung von Ethik, Religion und Weltanschauung interessiert Millionen Menschen auf der ganzen Welt, in allen Kulturen und Religionen, auch Atheisten und Agnostiker.

Zugleich aber ist der große Visionär ein erdverbundener Realist. Er kennt und benennt zum Beispiel die ökologischen Gefahren für den Planeten und für uns alle, wenn er sagt: »Manchmal denke ich, ohne Menschen ginge es der Erde besser. Unsere Spezies nennt sich zwar ›Homo sapiens‹, benimmt sich aber wie ›Homo demens‹.« Über die zurzeit wieder zunehmende Gewalt, die oft im Namen von Religionen ausgeübt wird, sagt er am Tag nach den Anschlägen in Paris auf die Satire-Zeitschrift »Charlie Hebdo«: »Ich denke an manchen Tagen, dass es besser wäre, wenn wir gar keine Religionen mehr hätten. Alle Religionen und alle Heiligen Schriften bergen ein Gewaltpotenzial in sich. Deshalb brauchen wir eine säkulare Ethik jenseits aller Religionen. In den Schulen ist Ethikunterricht wichtiger als Religionsunterricht. Warum? Weil zum Überleben der Menschheit das Bewusstsein des Gemeinsamen wichtiger ist als das ständige Hervorheben des Trennenden.«

Seine Weltanschauung für eine bessere Welt ist die einer säkularen Ethik. Diese säkulare Ethik des Dalai Lama sprengt nationale, religiöse und kulturelle Grenzen und skizziert Werte, die allen Menschen angeboren und allgemein verbindlich sind. Das sind nicht äußere, materielle Werte, sondern innere Werte wie Achtsamkeit, Mitgefühl, Geistesschulung sowie das Streben nach Glück. »Wenn wir selbst glücklich sein wollen, sollten wir Mitgefühl üben, und wenn wir wollen, dass andere glücklich sind, sollten wir ebenfalls Mitgefühl üben. Wir alle sehen lieber lächelnde als finstere Gesichter«, sagt der Dalai Lama – und lacht.

Eine seiner zentralen Überzeugungen: »In unserem Streben nach Glück und unserem Wunsch, Leid zu vermeiden, sind sich alle Menschen gleich. Daraus resultieren die größten Errungenschaften der Menschheit. Deshalb sollten wir anfangen, auf der Grundlage einer Identität zu denken und zu handeln, die in den Worten ›wir Menschen‹ wurzelt. Wir sollen lernen, dass wir *eine* Menschheit sind und auf *einer* Erde leben.«

Er begründet seine säkulare Ethik in unserem gemeinsamen Buch mit einem eindrucksvollen Bild so: »Nach meiner Überzeugung können Menschen zwar ohne Religion auskommen, aber nicht ohne innere Werte, nicht ohne Ethik. Der Unterschied zwischen Ethik und Religion ähnelt dem Unterschied zwischen Wasser und Tee. Ethik und innere Werte, die sich auf einen religiösen Kontext stützen, sind eher wie Wasser. Ohne Wasser kein Leben. Der Tee, den wir trinken, besteht zum größten Teil aus Wasser, aber er enthält noch weitere Zutaten – Teeblätter, Ge-

Leidfaden, Heft 1 / 2019, S. 73–76, © Vandenhoeck & Ruprecht GmbH & Co. KG, Göttingen, 2019, ISSN 2192-1202

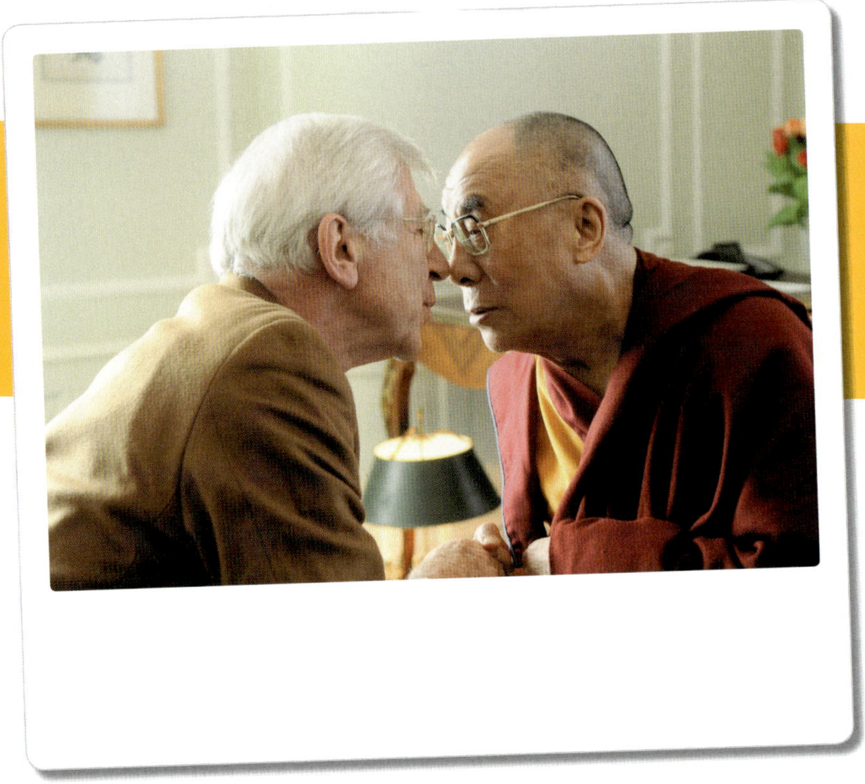

würze, vielleicht ein wenig Zucker und – in Tibet jedenfalls – auch eine Prise Salz. Und das macht ihn gehaltvoller, nachhaltiger und zu etwas, was wir jeden Tag haben möchten. Aber unabhängig davon, wie der Tee zubereitet wird: Sein Hauptbestandteil ist immer Wasser. Wir können ohne Tee leben, aber nicht ohne Wasser. Und genau so werden wir zwar ohne Religion geboren, aber nicht ohne das Grundbedürfnis nach Mitgefühl – und nicht ohne das Grundbedürfnis nach Wasser (…) Die Hauptursachen für Kriege und Gewalt sind unsere negativen Emotionen. Diesen geben wir zu viel Raum und unserem Verstand und Mitgefühl zu wenig.«

Er postuliert eine neue Botschaft, welche die Welt verändern kann. Der Dalai Lama ist wohl weltweit der prominenteste und überzeugendste Befürworter des *gewaltlosen Widerstands*. Seine Gewaltfreiheit hat nichts mit Gleichgültigkeit, Indifferenz oder Passivität zu tun. Sie erfordert freilich ebenso viel Vertrauen in die Lernfähigkeit von Menschen wie die Feindesliebe des jungen Mannes aus Nazareth. Jesu Feindesliebe heißt ja nicht »Lass dir alles bieten«, aber sie meint: »Sei klüger als dein Feind«. Dieser Interpretation stimmt der Dalai Lama voll zu. Er sagt: »Ich kenne keine Feinde. Es gibt nur Menschen, die ich noch nicht kennengelernt habe.« Und fügt – wiederum lachend – hinzu: »Von seinen Feinden kann man am meisten lernen. In einem gewissen Sinne sind sie unsere besten Lehrer.« Diese Erkenntnis entspricht auch meiner persönlichen Lebenserfahrung.

Dem Dalai Lama gelingt, was Vertretern christlicher Religionen oft schwerfällt: Spiritualität und Wissenschaft, Emotionalität und Rationalität, Herz und Verstand zu vereinen. Er diskutiert sehr oft auf Augenhöhe mit Vertretern und Vertreterinnen moderner Wissenschaft und ist zugleich in Bezug auf alte buddhistische Rituale ein klassischer Traditionalist. Er löst scheinbare Gegensätze in seiner Person glaubhaft auf. Im abendländischen Denken gilt eher das »Entweder-oder« – in den östlichen Weisheiten eher das »Sowohl als auch«. Und was sagt der Dali Lama zu diesen Widersprüchen? Erstens: Er

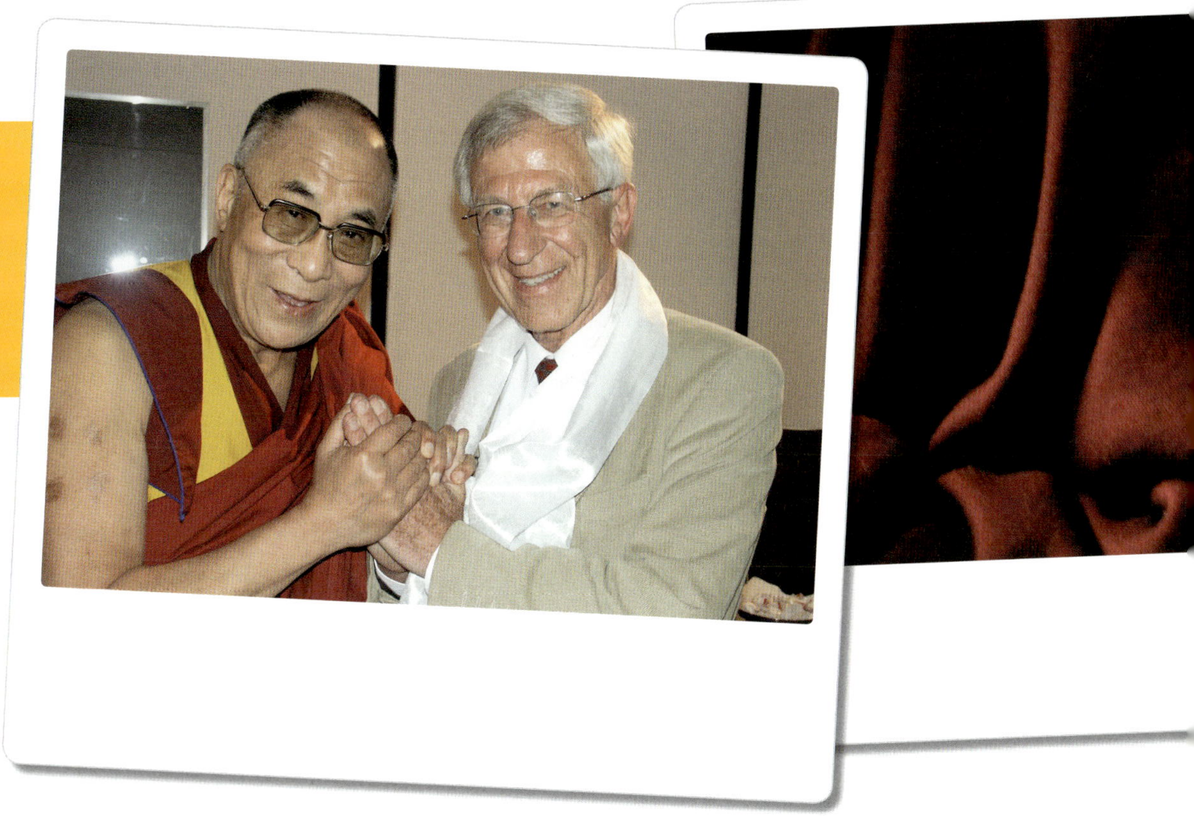

lacht. Und zweitens: »Wir müssen voneinander lernen. Dann finden wir den Weg zur Einheit in der Vielfalt.« Solche Weisheit macht ihn zum realistischen Visionär. So weise und gleichzeitig realistisch spricht der prominenteste und einer der zugleich ältesten Flüchtlinge der Welt.

Am Abend des Terroranschlags des 11. September 2001 schickte er ein Telegramm an George W. Bush: »Lieber Herr Präsident, auch Bin Laden ist unser Bruder.« Bush hat das leider nicht verstanden. Das Ergebnis der US-Politik im Nahen Osten: Das Chaos wurde noch viel größer – bis heute leiden Millionen Menschen im Nahen Osten an den katastrophalen Folgen einer verheerenden Politik, die noch immer auf Gewalt setzt. Doch »Gewalt«, sagt der Dalai Lama, »erzeugt immer nur weitere Gewalt.«

Auch der Klimawandel sei nur global zu lösen. Immerhin habe diese Erkenntnis auf dem Klimagipfel in Paris Ende 2015 endlich zu konkreten Ergebnissen geführt. »Dieser Gipfel war vielleicht das erste Weltereignis, bei dem sich die Menscheit als Weltfamilie verstanden hat. Egoismus, Nationalismus und Gewalt sind der grundsätzlich falsche Weg. Die wichtigste Frage für eine bessere Welt heißt: Wie können wir einander dienen? Dafür müssen wir unser Bewusstsein schärfen. Das gilt auch für Politiker. Wir benötigten positive Geisteszustände. Ich übe das täglich vier Stunden. Meditation ist wichtiger als ritualisierte Gebete. Kinder sollten Moral und Ethik lernen. Das ist hilfreicher als alle Religion. Ethik, nicht Religion ist in der menschlichen Natur verankert. Die Bewahrung der Umwelt ist praktizierte Ethik und praktizierte Religion.«

Warum setzt der Dalai Lama bei seinen Visionen auf die moderne Hirnforschung und spricht immer wieder auf Einladung von Neuropsychologen und Neurobiologen auf deren Weltkongressen? »Unser Gehirn ist ein lernendes Organ. Die Neuropsychologie lehrt uns, dass wir unser Hirn trainieren können wie einen Muskel. So können wir bewusst Gutes und Schönes in uns aufnehmen und unser Gehirn positiv beeinflussen und Negatives überwinden. Kraft unseres Geistes können wir unser Hirn zum Besseren verändern. Das sind revolutionäre Fortschritte. Dank dieser Fortschritte wissen wir auch besser als früher, dass Ethik, Mitgefühl und soziales Verhalten uns angeboren sind, aber Religion uns anerzogen ist. Daraus müssen wir Konsequenzen ziehen, auch die Religionen. Ethik geht tiefer und ist natürlicher als Religion.«

»Und welche Fragen müssen wir uns stellen, um Mitgefühl weiter entwickeln zu können?«, will ich wissen. »Sind wir aufgeschlossen oder engherzig? Haben wir die Gesamtsituation in Betracht gezogen oder erwägen wir nur einzelne Teilaspekte? Also denken und handeln wir ganzheitlich? Betrachten wir die Dinge nur kurzfristig oder wirklich langfristig? Ist unser Handeln wirklich von aufrichtigem Mitgefühl motiviert? Bleibt unser Mitgefühl für die eigene Familie oder auf Freunde beschränkt, mit denen wir uns weitgehend identifizieren können? Wir müssen also nachdenken, nachdenken, nachdenken. Und forschen, forschen, forschen. Ethik hat also im Wesentlichen mit unserem Geisteszustand zu tun und nicht mit der formalen Zugehörigkeit zu einer Religion.«

Aber jetzt mal ganz konkret und praktisch: »Was kann jede und jeder Einzelne für eine bessere und friedlichere Welt tun? Sie sprechen immer von inneren Werten – was heißt das genau?« Nach einer kurzen Denkpause und einem wissenden Lächeln sagt er: »Den materiellen Werten wird zu viel Bedeutung beigemessen. Sie sind wichtig, aber sie können unseren psychischen Stress, unsere Ängste, Wut oder Frustration nicht verringern. Wir müssen jedoch unsere mentalen Belastungen, wie zum Beispiel Stress, Furcht, Ängste, Frustrationen, überwinden. Deshalb brauchen wir eine tiefere Ebene des Denkens. Achtsamkeit, also das tiefgründige Denken und Fühlen.

Achtsamkeit ist unabhängig davon, ob jemand gläubig oder ungläubig ist. Einige unserer Gefühle sind sehr, sehr zerstörerisch. Sie zerstören nicht nur den Seelenfrieden, sondern schlussendlich auch unsere Gesundheit. Einige Wissenschaftler haben herausgefunden, dass Seelenfrieden für die Gesundheit überaus wichtig ist. Diesen Wissenschaftlern zufolge fressen Zorn, Hass und Angst unser Immunsystem auf. Deshalb ist ein ruhiger Geist so außerordentlich wichtig. Das gilt auch in Phasen von Krisen, Leid und Trauer. Wir alle wollen würdevoll sterben. Das setzt freilich ein würdevolles Leben voraus.

Durch Meditation und Nachdenken können wir zum Beispiel lernen, dass Geduld das wichtigste Gegenmittel gegen die Wut ist, Zufriedenheit gegen Gier wirkt, Mut gegen Angst, Verständnis gegen Zweifel. Zorn über andere hilft wenig, stattdessen sollten wir zusehen, dass wir uns selbst ändern.« Das sind das Menschenbild und die Weltanschauung des Tibeters.

Alle Probleme, die Menschen geschaffen haben, sind auch von Menschen lösbar. Darauf weist der Dalai Lama ständig hin. Klimaerhitzung, Hunger oder Kriege sind menschengemacht. Es gibt immer Alternativen. Macht euch auf die Socken! Strengt euch an! Macht nicht Gott oder Buddha für eure Probleme verantwortlich. Es sei doch absurd, meint der Dalai Lama, dass sich im Nahen Osten Sunniten und Schiiten gegenseitg bekriegen, aber ihren gemeinsamen Allah um ihren jeweiligen Sieg bitten – »Was soll denn der arme Allah da machen«, fragt er grinsend und lacht schon wieder. Nur eine ethische Revolution, eine Revolution unseres Bewusstseins, werde uns helfen, diese Probleme zu lösen.

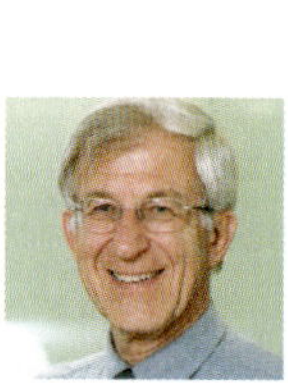
© Axel Thomae

Dr. phil. **Franz Alt,** Studium der Politischen Wissenschaften, Geschichte, Philosophie, Theologie, ist Journalist, Fernsehmoderator und Buchautor. Er schreibt Gastkommentare und Hintergrundberichte für über 40 Zeitungen und Magazine, hält weltweit Vorträge und berät Konzerne und Regierungen in Energiefragen auf der ganzen Welt.

E-Mail: franzalt@sonnenseite.com
Website: www.sonnenseite.com

Das Buch »Der Appell des Dalai Lama an die Welt: Ethik ist wichtiger als Religion«, das der Dalai Lama und Franz Alt 2015 publiziert haben, ist inzwischen ein Weltbestseller, der in 21 Sprachen übersetzt wurde.

Ethische Fragen und Herausforderungen bei der Begleitung von FVNF

Christiane und Hans-Christoph zur Nieden

Als im Februar 2010 unsere Mutter ihren Entschluss ankündigte, ihr Leben mit Sterbefasten beenden zu wollen, begann für uns das erste Mal die Auseinandersetzung mit dem Thema FVNF, »freiwilliger Verzicht auf Nahrung und Flüssigkeit«, einer Möglichkeit, sein Leben selbstbestimmt zu beenden. Der Verzicht auf Nahrung und Flüssigkeit im Sterbeprozess war uns beiden, die wir seit drei Jahrzehnten als Sterbebegleiter arbeiten, von den verschiedenen Begleitungen in der Allgemeinmedizin und der Hospizarbeit schon bekannt, jedoch unter dem Aspekt der »Freiwilligkeit« und als Erfahrung in der Familie ein ganz neues einschneidendes Erlebnis.

Im Alter von 88 Jahren entschied sich unsere Mutter dafür, ihrem Leben selbstbestimmt ein Ende zu setzen. Sie litt unter keiner todbringenden Krankheit, jedoch war sie körperlich in vielerlei Hinsicht behindert und eingeschränkt, so dass sie keine Lebensperspektive mehr für sich sah. »Wie alt soll ich denn noch werden?«, fragte sie. Ihr Schwiegersohn solle ihr »einfach eine Spritze« geben. Er sei doch schließlich Arzt. Als wir das vehement ablehnten, fragte sie uns, wie wir denn aus dem Leben scheiden würden. Wir antworteten: »Wir würden mit Essen und Trinken aufhören!«

So begann unsere Mutter am nächsten Tag den freiwilligen Verzicht auf Nahrung und Flüs-

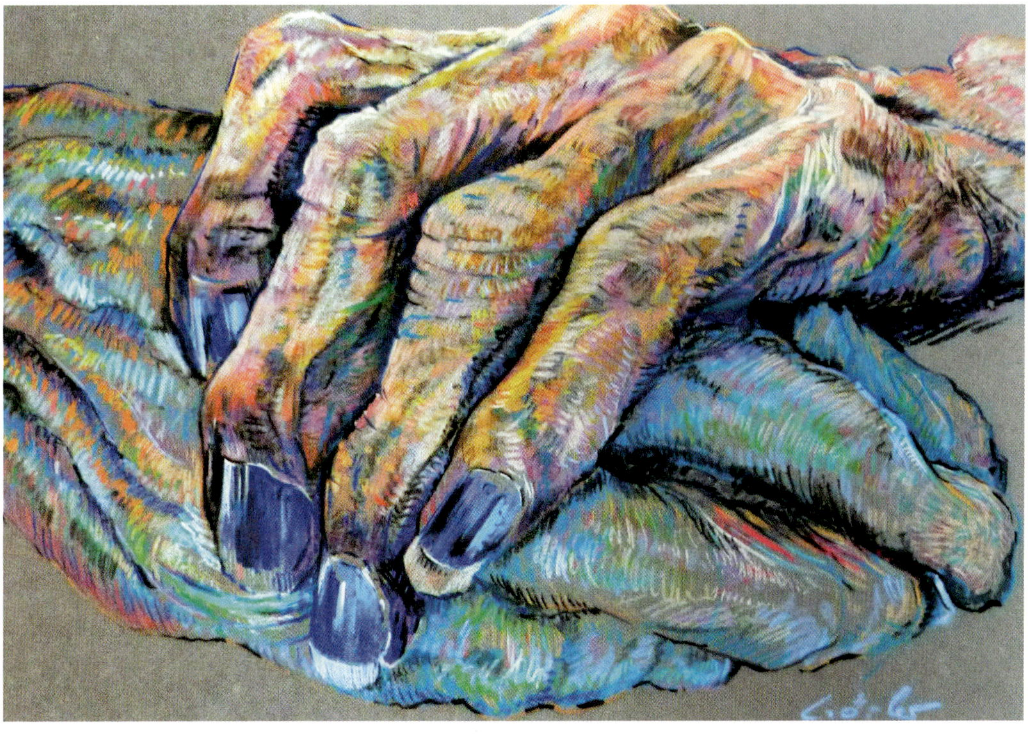

© Michael Görler

Leidfaden, Heft 1 / 2019, S. 77–80, © Vandenhoeck & Ruprecht GmbH & Co. KG, Göttingen, 2019, ISSN 2192–1202

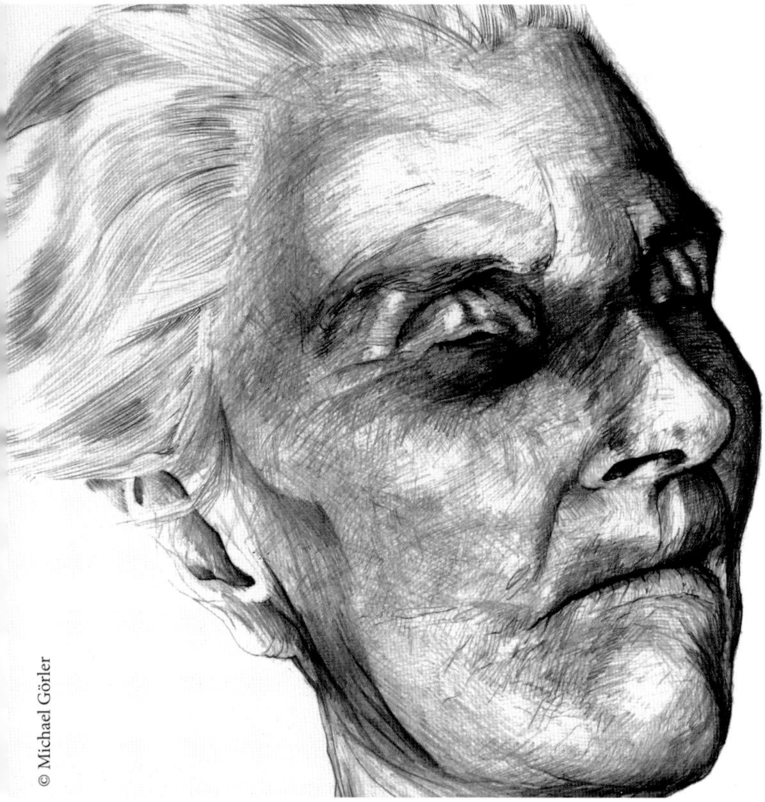

© Michael Görler

Todkranke Menschen in der Sterbephase haben kaum Hunger und Durst. Wichtiger sind für sie menschliche Zuwendung und Nähe oder auch häufig nur Ruhe.

sigkeit. Sie war nicht sterbenskrank; sie war einfach des Lebens müde und vor allem »lebenssatt«. Sie meinte das so positiv, wie wenn jemand sagt: »Nein danke, ich möchte wirklich nichts mehr essen. Ich bin völlig gesättigt, erfüllt und reich!« Seit 27 Jahren lebte sie mit zwei künstlichen Hüftgelenken und konnte mittlerweile kaum noch stehen, laufen, sich bücken oder etwas tragen. Hilfsmittel wie Morphinpflaster, Rollator oder Badewannenlifter sowie zunehmende Unterstützung bei der täglichen Arbeit im Haushalt brachten unsere Mutter immer mehr an die Grenze dessen, was ihr noch als erträglich und zumutbar erschien – für sich und für ihr Umfeld. Ist ein solcher Zustand genauso gravierend wie eine todbringende Krankheit? Unsere Mutter war immer eine aktive, tatkräftige Frau gewesen und wollte so nicht mehr leben. Wir hätten sie gern noch viele Jahre an unserer Seite gehabt – aber durften wir ihren Entschluss verurteilen oder dessen Ausführung boykottieren? Wir sind uns recht sicher, dass wir dazu kein Recht hatten.

Eine Grundvoraussetzung für die Begleitung Sterbefastender ist es, sich als Angehöriger auf die Perspektive des Sterbewilligen einzulassen, *aus dessen Sicht* auf den Sterbewunsch zu schauen und nicht aus der Sicht des Noch-aktiv-und-gesund-im-Lebensprozess-Stehenden. Würde uns das reichen, wenn wir mit diesen Einschränkungen leben müssten? Was bliebe uns dann noch an Lebensqualität? Erst wenn diese Klärung bei sich selbst erfolgt ist, entsteht kein ethischer Widerstreit zwischen der Autonomie des Sterbenden und der Fürsorgepflicht des Angehörigen. Was uns daher am Herzen lag, war ein klärender Dialog mit unserer Mutter. Wir wollten unbedingt alles besprechen, unsere Zweifel anbringen und ihr letzte Lebensalternativen unterbreiten.

Wir hatten inzwischen meine Schwester und unsere in Berlin lebende Tochter dazugeholt. Gemeinsam haben wir die Begleitung und Pflege rund um die Uhr übernommen. Es wurde eine intensive, traurige und auch fröhliche Zeit. Eine Zeit für tiefgehende Gespräche, Versöhnung, Danksagung, Entschuldigung und Klärung. Eine Zeit der Besinnung, des In-sich-Gehens, des Weinens und Lachens, der Ruhe und des Austausches. Da unsere Mutter bereits vorher körperlich stark abgebaut hatte, vermutete sie, schnell sterben zu können; es wurden jedoch dreizehn Tage. Diese Zeit war für uns sehr wertvoll, und wir haben sie gut ausgefüllt, so dass sie für alle Beteiligten recht schnell verging und uns tröstlich in Erinnerung bleibt.

Sterben ist – wie auch die Geburt – ein hochkomplexes und gleichzeitig völlig natürliches Ereignis. Man kann es nicht »machen« oder verhindern – es geschieht einfach. Dennoch lassen sich viele Aspekte zumindest beeinflussen – beispielsweise wo und wann es stattfindet, wer dabei ist und wie harmonisch die Umgebung gestaltet ist. Allein die Bereitschaft, in einer Familie oder im nächsten Umfeld über Sterben und Tod zu kommunizieren, nimmt Einfluss auf den eigenen Sterbeprozess.

Seit alters her »verweigern« todkranke Menschen in der Sterbephase, die sie mal bewusst, mal unbewusst erahnen, Essen und Trinken. Diese Menschen haben kaum Hunger und Durst. Wichtiger sind für sie menschliche Zuwendung und Nähe oder auch häufig nur Ruhe. Auch bei Tieren kennen wir dieses Verhalten, indem sie instinktiv bei Krankheit das Essen verweigern. Meine Mutter hatte die Entscheidung, nicht mehr zu essen und zu trinken, bewusst und freiwillig getroffen, bevor sie wirklich sterbenskrank wurde. Dafür existieren in Deutschland die Begriffe »Freiwilliger Verzicht auf Nahrung und Flüssigkeit« (FVNF) oder »Sterbefasten«. Fasten definiert sich als »willentliche, völlige oder teilweise Enthaltung von Speisen, Getränken und Genussmitteln« – ein Vorgang, den wir gut kennen und jeden Morgen durch »breakfast« (Frühstück) wieder beenden. Wir finden, dass der Begriff des Sterbefastens den selbstgewählten Prozess besonders gut umschreibt, da es gerade die neurophysiologischen Auswirkungen von Nahrungs- und Flüssigkeitsrestriktion sind, die diesen zu einem nicht leichten, aber gangbaren Weg machen.

»Aber dann ist eure Mutter ja verhungert und verdurstet!« Einige Menschen reagierten entsetzt. Viele Menschen können sich einen Verzicht auf Nahrung eher vorstellen als den auf Flüssigkeit. Nicht mehr zu trinken ist sicherlich der schwierigste Aspekt des Sterbefastens. Beim Sterbefasten kann die Menge der Flüssigkeitszufuhr selbst bestimmt und damit auch Einfluss auf die Länge des Sterbeprozesses genommen werden. Eine kontinuierlich angebotene Mundbefeuchtung ist das A und O einer guten Begleitung. Meine Mutter antwortete auf die Frage, ob es schlimm sei, nur so wenig Flüssigkeit zu sich zu nehmen: »Es ist nicht schön, aber es ist gut auszuhalten!«

Hilfreich auch in dieser Situation ist die Anwesenheit von liebevollen Menschen, die sich mit der sterbewilligen Person beschäftigen, sie dabei unterstützen, noch ungeklärte Dinge zu erledigen und sich von geliebten, wichtigen Menschen zu verabschieden. In den ersten Tagen kann vieles noch selbst in die Wege geleitet werden: Briefe, Testament, Tagebuch, Wünsche an Kinder, Enkel oder Freunde schreiben, Telefonate führen, Lebensabschiedsfeier oder Beerdigung organisieren, vielleicht eine letzte kleine Reise vornehmen, Wertgegenstände mit »warmen Händen« verteilen und anderes mehr. Die Gestaltung dieser Zeit lenkt auch vom Durst ab. Wenn viel gesprochen wird, reicht oft ein Hub aus einer Wassersprühflasche oder die Gabe von kleinen Eiswürfelchen, um bei Mundtrockenheit Abhilfe zu schaffen.

Der Prozess des Sterbefastens an sich ist ein physiologischer, ein ganz natürlicher Sterbeakt. Der alternde, sterbebereite Mensch, der vorher oft ohnehin nur noch wenig gegessen und getrunken hat, entschließt sich, seinem Lebensmotor keine Energiezufuhr mehr zu geben. Das hat eine fortlaufende Schwächung des Körpers zur Folge. Der Tod selbst ereignet sich durch den Flüssigkeitsverlust. Es kommt zu einem Nierenversagen, das sich in einer erst allmählichen, dann zunehmenden Schläfrigkeit zeigt, bis der sterbewillige Mensch sozusagen in den Tod hineinschläft. Es gibt kein aktives Hinzutun dabei; das Sterben geschieht allein durch Unterlassen, durch freiwilligen Verzicht.

Sterbefasten kommt in seinem Ablauf dem physiologischen Sterbeprozess sehr nahe. Bei einem natürlich belassenen Sterbeprozess – ohne viel Chemie und lebenserhaltende Apparaturen – kommt es zu einer körpereigenen Endorphinausschüttung (endogene Morphine), die den Sterbeprozess sozusagen unterstützen und »tragen«. Ähnlich wie bei der Geburt funktioniert Sterben am besten, wenn von außen so wenig wie möglich eingegriffen wird. So verhält es sich auch beim Sterbefasten.

Seit dem Erscheinen des Buches »Sterbefasten« (2016) werden wir von vielen Menschen kontaktiert, die uns um Rat fragen und von erlebten Sterbebegleitungen berichten. Dabei wurde uns deutlich, dass die Sterbebegleitungen am positivsten erlebt wurden, in die von außen am wenigsten eingegriffen wurde. Eine gute Symptomkontrolle und fachgerechte Palliation sind dennoch dabei unverzichtbar. Als ausgesprochen belastend für Angehörige, aber auch für Sterbende, wurden die Begleitungen geschildert, die mit hohen Flüssigkeitsgaben einhergingen. Angehörige lösen zwar oft mit dem Wunsch nach einer Infusion für den Sterbenden initial diesen Mechanismus aus, sind sich aber nicht im Klaren darüber, dass dies für den Sterbenden zu einer immensen Belastung werden kann.

Sterbefasten unterscheidet sich trotzdem vom natürlichen Sterbeprozess durch seine Selbstbestimmung und Freiwilligkeit des Entschlusses. Aus rechtlicher Sicht wird es als Suizid eingestuft. Dieser Tatsache müssen die begleitenden Menschen, die sozusagen dem Suizid beiwohnen, Rechnung tragen mit einigen juristischen Absicherungen, um wegen des § 217 StGB nicht belangt zu werden. Da eine ärztliche Begleitung nicht darauf ausgerichtet ist, das Sterben herbeizuführen, sondern nur Leiden zu lindern, sollte diese nicht strafbar sein.

Ein wesentliches Unterscheidungsmerkmal des Sterbefastens zum »normalen« Suizid besteht darin, dass die sterbewillige Person Zeit hat, sich »umzuentscheiden« und doch wieder zu essen und zu trinken; denn das Nierenversagen tritt erst kurz vor dem Tod ein.

Durch das Buch und unsere Vorträge haben wir viele Anfragen und Berichte von Sterbefastenden und ihren Angehörigen erhalten. Hierbei haben wir auch von Fällen erfahren, wo die Begleitung von Hochbetagten zu Hause so durchgeführt werden konnte, dass die Angehörigen rückblickend zu einer positiven Bewertung kamen.

Sterbefasten ohne die Unterstützung, Akzeptanz und Mithilfe der Angehörigen kann im Grunde nicht gelingen. Allein die Vorwürfe der moralisch entrüsteten Angehörigen würden so viel Druck und Stress beim Sterbewilligen bewirken, dass die Stresshormonausschüttung bei ihm die körpereigene Morphinausschüttung überlagern würde. Damit würden sozusagen die erleichternden Momente des Sterbeprozesses zunichte gemacht. In den Niederlanden bricht jeder sechste Sterbefastenwillige seinen Sterbeentschluss auf Druck von Angehörigen ab. Die Sterbefastenden, die uns kontaktiert haben und keine Unterstützung ihrer Angehörigen fanden, haben ihr Vorhaben letztendlich aufgegeben. Einige der Sterbefastenwilligen, die uns telefonisch erreicht haben, wollten auf keinen Fall ihre Angehörigen informieren, zum Teil aus Rücksichtnahme, aber zum größten Teil aus Sorge, dass sie ihren Entschluss nicht teilen und sogar verhindern würden.

Auch für diejenigen, die von ihrem Sterbefastenwunsch wieder Abstand nahmen, war die Vorstellung, das Sterbefasten als letzten gedanklichen Notausgang in der Hinterhand zu haben, die entscheidende Motivation, ins Leben zurückzukehren. »Die am besten verschlossene Tür ist die offene!«

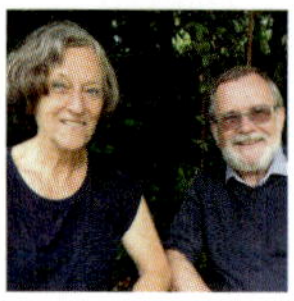

Christiane zur Nieden, Studium der Romanistik und Geschichte, HP Psychotherapie, ist Trauer- und Sterbebegleiterin, Leiterin von Erwachsenen- und Kindertrauergruppen.

E-Mail: c.zurnieden@web.de

Hans-Christoph zur Nieden, Studium der Philosophie, Germanistik und Sozialwissenschaften, Humanmedizin in Marburg, ist Arzt für Allgemeinmedizin, Palliativmedizin (QPA) und war bis 2011 in eigener Praxis tätig.

E-Mail: hczurnieden@web.de

Seit ihrem Ruhestand sind beide Ehepartner gemeinsam als Berater und Fachreferenten für Kommunikation und Probleme am Lebensende mit Vorträgen in ganz Deutschland tätig.

Literatur

Zur Nieden, C. (2016). Sterbefasten. Freiwilliger Verzicht auf Nahrung und Flüssigkeit – Eine Fallbeschreibung. Mit einem Vorwort von Barbara Rütting. Frankfurt a. M.

Würde und Demenz

Udo Baer

Dass alten Menschen der Würdigung bedürfen und dass die Würde in der Altenhilfe ein hohes Gut ist, wird allerorten verkündet. Doch was heißt das konkret? Was beinhaltet es, Menschen mit demenziellen Erkrankungen zu würdigen? Vier kleine Anmerkungen seien erlaubt:

1. Gewürdigt zu werden, ist ein Menschenrecht

Menschen mit Demenz zu würdigen, bedeutet, die Betonung auf »Menschen« zu legen und nicht auf »Demenz«. Ja, die vielfältigen Erscheinungsformen demenzieller Erkrankungen müssen erkannt, verstanden und beachtet werden. Doch die erkrankten Menschen sind nicht nur »dement«. Ihr Menschsein erschöpft sich nicht darin, sondern ist weit mehr als das. Sie lachen und glauben, sie lieben und schimpfen, sie kuscheln und sehnen sich … Sie leben vielfältige Aspekte ihres Menschseins. Manche anders als die andern, manche verstörend, manche irritierend. Sie machen Mühe, ja, auch viele andere menschliche Begegnungen bedürfen der Achtsamkeit und Mühe.

Manchmal wird davon geredet, dass alte Menschen Würdigung »verdienen«. Wenn diese Formulierung Ausdruck dessen ist, dass wir ihnen Würdigung schenken, ist das gut. Wenn gemeint ist, dass Würdigung eine Art Belohnung ist, die man sich etwa durch seine Lebensleistung oder anderes »verdient« hat, dann ist das ein Irrtum. Würdigung beruht auf der Tatsache, dass Menschen ein Recht auf Würdigung haben, weil sie Mensch sind. Das reicht. Sie brauchen nichts dafür zu »leisten«. Gerade Menschen wie alte Menschen mit demenziellen und anderen Erkrankungen oder Behinderungen können nicht »leisten«, können nicht »verdienen«. Ihnen wohnt ein grundlegender Wert als Mensch inne. Das Wort »Würde« kommt von »Wert«. Gewürdigt zu werden, bedarf keiner Verdienste. Es ist ein Menschenrecht.

2. Es geht um lebendige Beziehung

Wer altert, verliert Menschen. Durch Krankheit und Gebrechlichkeit, Rückzug und Tod. Eine demenzielle Erkrankung verstärkt diesen Prozess. Menschen mit Demenz neigen zu Rückzug und Vereinsamung. Die Scham über die eigene Vergesslichkeit und Desorientierung, die Peinlichkeit der eigenen Unzulänglichkeiten produzieren darüber hinaus das Bestreben, sich weniger zu zeigen, sich nicht mehr zuzumuten. Dies muss gewusst und gewürdigt werden. Begleitung von Menschen mit demenziellen Erkrankungen ist Bemühen um lebendige Beziehung, persönlich wie professionell, in Pflege wie im Alltag. Oder sollte es zumindest sein.

Da sein und zuhören ist wichtig. Das braucht nicht immer viel Zeit. Ein Streichen über die Wange ist ebenso wertvoll wie ein inniger Augenkontakt. Demenziell erkrankte Menschen spüren, ob andere sich ihnen zuwenden oder nur so tun als ob. Deswegen sind all die scheinbar kleinen spürenden Begegnungen ein großer, ein gewichtiger Schritt der Würdigung.

3. Das Herz ist nicht dement

Wer an einer demenziellen Erkrankung leidet, verliert nach und nach das Orientierungsvermögen und das Gedächtnis. Doch wir Menschen haben zwei Systeme des Erinnerns. Es gibt das

Leidfaden, Heft 1 / 2019, S. 81–82, © Vandenhoeck & Ruprecht GmbH & Co. KG, Göttingen, 2019, ISSN 2192-1202

kognitive oder explizite Gedächtnis, in dem wir Daten, Namen, Reihenfolgen und Ähnliches erinnern. Und es gibt das leibliche oder implizite Gedächtnis der Gefühle, der Sinne, der Begegnungen, der Bilder – das Gedächtnis des Herzens. Wir können zum Beispiel das Datum des Hochzeitstages vergessen und gleichzeitig in den sinnlich-emotionale Erinnerungen an die Hochzeit schwelgen. Bei demenziellen Erkrankungen verliert sich das kognitive Gedächtnis, doch das implizite Gedächtnis bleibt lange bestehen. Das Herz wird nicht dement.

Dies zu würdigen und damit den erkrankten Menschen Würde zu erweisen, erfordert, diese Menschen möglichst nicht über das kognitive Gedächtnis anzusprechen (»Was hast du gestern gemacht?«), sondern Begegnungen und Erfahrungen der Sinne zu fördern und sie damit über das Gedächtnis des Herzens anzusprechen. Wenn wir einer erkrankten Person zum Beispiel anbieten, aus einem Strauß unterschiedlicher Blumen sich eine auszuwählen, die sie mag, dann kann sie das tun, ohne den Namen der Blume zu kennen. Sie kann sie betrachten, an ihr riechen, sie betasten – und dies kann das Gedächtnis der Sinne anregen und sie erzählt vielleicht von dem Garten, den sie früher pflegte …

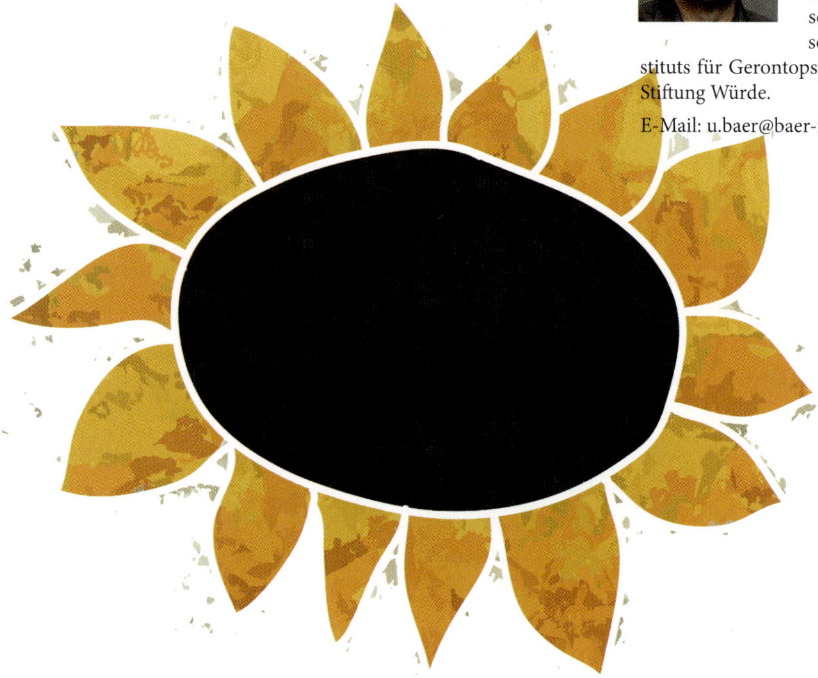

4. Sich als Begleiter/-in würdigen

Würde ist keine Eigenschaft, sondern ein Prozess. Würde bedeutet, eine andere Person zu würdigen, sich zu würdigen und der Beziehung zwischen beiden Würde zu erweisen. Dies schließt also ein, dass die familiär und professionell pflegenden Menschen sich selbst Achtung und Respekt entgegenbringen sollten.

Demenziell erkrankte Menschen zu begleiten und zu pflegen, kann eine hohe Belastung sein. Wenn einen die eigene Mutter nicht mehr erkennt, tut das weh. Wenn der Vater nachts sein Zimmer umräumt, weil er unruhig ist und vielleicht seine Geldbörse sucht, dann kann das nerven. Dies sich zuzugestehen, ist der erste Schritt. Der zweite besteht darin, sich selbst Entlastung und Unterstützung zu gönnen. Der Weg der Würde ist nicht der Weg der Selbstaufopferung. Der Weg der Würde ist der Weg des Respekts – gegenüber den demenziell erkrankten Menschen *und* gegenüber sich selbst.

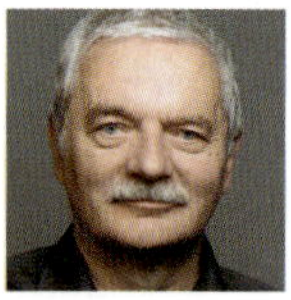

Udo Baer, Dr. phil. (Gesundheitswissenschaften), Diplom-Pädagoge, Kreativer Leibtherapeut AKL, ist Mitbegründer und Wissenschaftlicher Berater der Zukunftswerkstatt *tk kreativ* und Wissenschaftlicher Leiter des Instituts für soziale Innovationen (ISI) sowie des Instituts für Gerontopsychiatrie (IGP) und Vorsitzender der Stiftung Würde.

E-Mail: u.baer@baer-frick-baer.de

Iryna379 / Shutterstock.com

Ethik für Medizinstudenten/-studentinnen und Ärztinnen/Ärzte

Mit entsprechenden Änderungen etwa im Text des Arbeitsblatts kann diese Fortbildung auch für andere Zielgruppen angepasst werden.

Lukas Radbruch

Es ist ein weitverbreiteter Irrtum, dass Medizinstudenten und -studentinnen am Ende der Ausbildung den Eid des Hippokrates ablegen müssen. Tatsächlich wird an den meisten Universitäten in Deutschland keine Selbstverpflichtung zum ethischen Handeln abgegeben.

Müssen Ärzte überhaupt Ethik lernen? Der Handlungsspielraum wird doch durch den gesetzlichen Rahmen und durch evidenzbasierte Leitlinien bestimmt, und im Übrigen handelt der Arzt zum Wohle des Patienten. Im Alltag der klinischen Arbeit scheint Ethik ein eher seltenes Thema zu sein.

In der Behandlung und Begleitung von schwerstkranken und sterbenden Patienten und Patientinnen und deren Angehörigen kann sich für den Arzt deshalb umso überraschender die Notwendigkeit zur Auseinandersetzung mit einem ethischen Dilemma ergeben. Wie soll ich als Arzt damit umgehen, wenn ein Patient trotz meiner Aufklärung auf einer (aus ärztlicher Sicht) unvernünftigen Entscheidung beharrt? Das klassische Beispiel ist der Zeuge Jehovas, der vor einem schweren operativen Eingriff darauf besteht, dass auf keinen Fall Bluttransfusionen gegeben werden dürfen, selbst wenn dieser Verzicht seinen Tod bei einer postoperativen Komplikation bedeuten könnte. Oder wenn plötzlich deutlich wird, dass die eigenen grundlegenden Werte und Haltungen nicht vom Patienten oder seinem Umfeld geteilt werden, zum Beispiel wenn erst der Familienälteste der Behandlung zustimmen muss bei Patienten aus arabischen, asiatischen oder afrikanischen Kulturkreisen, in denen die Selbstbestimmung des Patienten ein viel geringeres Gewicht hat als in der westeuropäischen oder nordamerikanischen Kultur.

Die Bundesärztekammer hat 1995 eine zentrale Ethikkommission eingerichtet, die Stellungnahmen zu aktuellen und relevanten ethischen Fragestellungen für die Ärzteschaft wie auch für die interessierte Öffentlichkeit erstellt. Klinische Ethikkomitees werden in immer mehr Krankenhäusern und manchmal sogar schon für die ambulante Versorgung in Netzwerken gegründet. Auf dem Internetportal der Akademie für Ethik in der Medizin sind mehr als 100 Ethikkomitees aufgezählt (http://www.ethikkomitee.de/einrichtungen/index.php). Bei fast 2000 Krankenhäusern in Deutschland relativiert sich diese Zahl allerdings rasch.

Im Folgenden wird eine Unterrichtseinheit zu Grundlagen der Ethik für Ärzte und Ärztinnen oder Medizinstudierende beschrieben. Diese Einheit kann zum Beispiel in die Kursweiterbildung »Palliativmedizin für Ärzte« integriert werden.

Konzept für eine Unterrichtseinheit (3–4 Unterrichtsstunden)

Lernziel für diese Unterrichtseinheit ist es nicht, einfache Gebrauchsanweisungen zu liefern, sondern eher ein Vorgehen bei komplexen ethischen Problemen anzubieten. Der Wert von Fallbesprechungen im multiprofessionellen Team und von Ethikberatung soll dargestellt werden. Eine kritische Selbstreflexion der eigenen Werte und Einstellungen soll geübt werden und eine respektvolle Grundhaltung gegenüber dem Patienten und seinen Angehörigen vermittelt werden.

Leidfaden, Heft 1 / 2019, S. 83–86, © Vandenhoeck & Ruprecht GmbH & Co. KG, Göttingen, 2019, ISSN 2192-1202

Fallbeispiel für Kleingruppenarbeit

Männlich, 69 Jahre, Bronchialkarzinom, Lebermetastasen bekannt, sehr abgemagert und hinfällig (52 kg, 180 cm), zur Symptomkontrolle stationär aufgenommen auf der Palliativstation.

Problem: Er fragt immer wieder nach einer neuen Chemotherapie: »Man muss doch was machen!« Der Onkologe schätzt, dass eine neue Chemo höchstens 7 Prozent Erfolg auf Lebensverlängerung hat.

Aufgabe: Wie gehen Sie als Stationsarzt/als Stationsärztin mit dieser Situation um?

Zu Beginn erfolgt eine Kleingruppenübung zu einer kurzen Fallvignette. Das Beispiel ist absichtlich kurz gehalten. Wenn die Teilnehmer weitere Informationen einfordern (zum Beispiel nach Familienangehörigen, bisher erfolgten Chemotherapien), können diese vom Moderator geliefert werden, jeweils mit der Rückfrage, warum diese Information für die Entscheidungsfindung notwendig wäre.

Die Auswertung der Kleingruppen erfolgt im Plenum, wobei der Moderator versuchen sollte, auf die von den Kleingruppen benannten Lösungswege immer wieder mit einer Pro-und-Kontra-Argumentation einzugehen. Wenn also von der Kleingruppe vorgeschlagen wird, dass bei den geringen Aussichten auf Erfolg der Pa-

Auswertung für das Fallbeispiel

pro Chemotherapie	*kontra Chemotherapie*
Manche neueren Substanzen für Chemotherapien sind sehr gut verträglich.	Viele Chemotherapien haben massive Nebenwirkungen, die den Patienten sehr belasten können.
Manche neueren Substanzen können gut ambulant verabreicht werden, einige Chemotherapeutika können oral eingenommen werden.	Eine neue Chemotherapie bedeutet, dass der Patient viel Zeit für die Behandlung benötigt, die damit nicht mehr für Familie oder andere persönliche Prioritäten am Lebensende zur Verfügung steht.
7 Prozent sind doch deutlich besser als nichts.	Die Chancen für einen Therapieerfolg sind gering.
Für manche Patienten ist auch eine Lebensverlängerung von hoher Bedeutung, wenn zum Beispiel ein bestimmter wichtiger Termin in diesen Zeitraum fällt (Silberhochzeit, Geburtstag, …)	Allerdings hat der Onkologe diese Zahl auf eine Lebensverlängerung bezogen, nicht auf Heilung! Wie hoch ist die zu erwartende Lebensverlängerung? Manchmal wird in den Studien nur eine Lebensverlängerung von wenigen Wochen erreicht.
	Ist die Aussage aus den Studien überhaupt für den Patienten relevant? Patienten mit Hinfälligkeit und/oder Lebermetastasen sind oft aus klinischen Studien ausgeschlossen, und für diese Patienten sind die Erfolgsaussichten dann deutlich schlechter bis nicht vorhanden.
Sollte eine Chemotherapie nicht trotzdem angeboten werden, damit der Patient die Hoffnung nicht verliert?	Auch mit Chemotherapie ist allerdings früher oder später mit einem Verlust der Hoffnung zu rechnen, zum Beispiel wenn der Patient unter der Chemotherapie die weitere Verschlechterung seines Befindens feststellen muss.
Kann ich eine Chemotherapie überhaupt ablehnen, wenn der Patient darauf besteht?	Ohne Indikation darf eine medizinische Intervention (auch eine Chemotherapie) nicht durchgeführt werden. Wenn der Arzt keine Indikation feststellen kann, darf er die Intervention dem Patienten gar nicht anbieten.
etc.	etc.

tient noch einmal über die Gefahren einer Chemotherapie aufgeklärt werden müsse, damit er dann die Therapie ablehne, kann der Moderator verdeutlichen, dass es doch nur normal sei (und für jeden in der Gruppe nachvollziehbar), wenn sich ein Patient in einer lebensbedrohlichen Lage auf jeden Strohhalm stürzt und trotz »brutaler« Aufklärung auf der Durchführung der Therapie besteht, weil sie den einzigen Hoffnungsschimmer darstellt.

Als zusätzlicher Anreiz können die Kleingruppen auch beauftragt werden, mit einer jeweils unterschiedlichen ethischen Bewertungsmethode in die Fallarbeit zu gehen. Hierzu muss vor der Kleingruppenarbeit eine kurze Einführung in die unterschiedlichen ethischen Methoden erfolgen (siehe den Beitrag von Jaspers und Peusquens in diesem Heft, S. 4 ff.), und danach wird jeweils einer Gruppe der Auftrag erteilt, den Fall nach dem Maßstab der Prinzipienethik (Selbstbestimmung, Nicht-Schaden, Nutzen, Gerechtigkeit), des Utilitarismus, der Pflichtenethik (kategorischer Imperativ) und der Care-Ethik zu diskutieren.

In einem Vortragsteil werden anschließend Grundlagen der medizinischen Ethik vermittelt. Der Praxisbezug sollte stets beachtet werden. Probleme mit der Priorisierung beim Zugang zu einer medizinischen Behandlung, die ursprünglich für den Zugang von niereninsuffizienten Patienten zur Dialyse entwickelt worden ist, können zum Beispiel verdeutlicht werden anhand der Warteliste für die Aufnahme auf der Palliativstation: Wird die Warteliste nach der Dauer der Wartezeit »abgearbeitet«, oder werden bestimmte Patienten mit hohem Behandlungsbedarf vorgezogen, oder gibt es strategische oder politische Gründe, bestimmte Patienten bevorzugt aufzunehmen?

Dabei soll aber vermieden werden, die unterschiedlichen Vorgehensweisen in richtig oder falsch zu unterteilen, sondern eher vermittelt werden, dass es zu Problemen kommt, wenn die verschiedenen Akteure im System nach unterschiedlichen Methoden

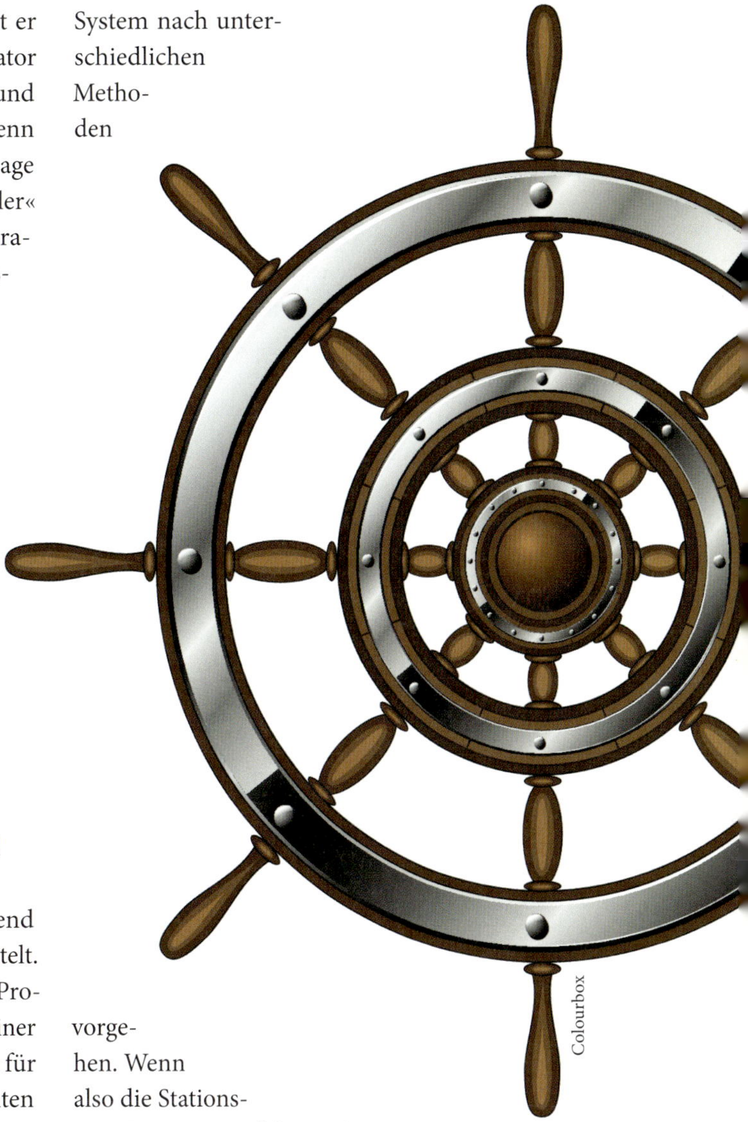
Colourbox

vorgehen. Wenn also die Stationsärzte Patienten und Patientinnen eher nach der Reihenfolge auf der Warteliste aufnehmen möchten (»first come, first served«), der Chefarzt aber den Patienten vorzieht, der vom SAPV-Team zu Hause nicht mehr ausreichend versorgt werden kann (hoher Behandlungsbedarf), dann kann dies zu einem Konflikt im Team führen, wenn die unterschiedlichen Bewertungssysteme nicht transparent gemacht werden.

Gleichzeitig soll vermittelt werden, dass Werte und Haltungen sich im Lauf der Geschichte, aber auch nach den äußeren Umständen und nach dem kulturellen Umfeld ändern oder unterscheiden können. So ist der hohe Wert von Selbstbestimmung und Autonomie in der westlichen Kultur erst in den letzten sechzig Jahren entstanden. Während es früher durchaus denkbar war, einen Patienten auch gegen seinen Willen zu behandeln (Salus aegroti suprema lex = die Gesundheit des Kranken ist oberstes Gebot), ist eine Zwangsbehandlung mittlerweile nur in extremen Ausnahmen bei psychiatrischen Erkrankungen möglich (Voluntas aegroti suprema lex = der Wille des Kranken ist oberstes Gebot).

Als Beispiel für eine akute Anpassung von ethischen Werten kann die Triage (Priorisierung medizinischer Hilfeleistung) bei einem Massenanfall von Verletzten (MANV) gelten. Während bei einem Unfall mit wenigen Verletzten die Aufmerksamkeit zuerst dem Schwerstverletzten gilt, der mit dem Hubschrauber in das nächste medizinische Zentrum geflogen wird, ist bei einem MANV zuerst von einem erfahrenen Arzt eine Triage durchzuführen, bei dem die Schwerstverletzten (die eine niedrige Überlebenschance haben) eine niedrige Versorgungspriorität erhalten, weil die vorhandenen Ressourcen sonst durch einige wenige Schwerstverletzte gebunden würden und andere weniger schwer verletzte Patienten dadurch nicht versorgt werden könnten. Die beteiligten Ärzte und Ärztinnen beschreiben, wie schwer ihnen diese plötzliche Änderung im Wertmaßstab fällt.

Als Beispiel für unterschiedliche Bewertungen in einem anderen kulturellen Umfeld kann ein Blick nach Asien oder Afrika dienen. In vielen Ländern dieser Regionen beruht die Entscheidungsfindung weniger auf der Selbstbestimmung des aufgeklärten Patienten, sondern ist vielmehr in der Familie verankert. In afrikanischen Ländern wird über »Ubuntu« berichtet, eine Haltung der gemeinsamen Entscheidungsfindung in der Gruppe, mit der Erwartung, dass alle Gruppenmitglieder sich daran halten. Diese Entscheidung in der Gemeinschaft kann auch auf medizinische Interventionen angewendet werden. In manchen asiatischen Kulturen ist es üblich, dass die Familienältesten (und nicht der Patient oder die Patientin) entscheiden. Die Praxisrelevanz dieses Blicks über den Tellerrand wird mit der Frage nach eigenen Erfahrungen mit Patienten mit Migrationshintergrund schnell deutlich. Das Dilemma liegt dann allerdings weiterhin darin begründet, dass der Arzt einen Kompromiss finden muss zwischen den Anforderungen im deutschen Gesundheitssystem (zum Beispiel die Pflicht zur Aufklärung des Patienten über Diagnose und Prognose) und der Achtung der kulturellen Normen des Patienten und seines Umfelds.

In der gesamten Unterrichtseinheit soll der Eindruck von einfachen oder schnellen Lösungen vermieden werden. Vielmehr soll die Breite der ethischen Haltungen und Normen verdeutlicht und eine Grundhaltung vermittelt werden, mit der ethische Konflikte zunächst sichtbar gemacht und dann in entsprechenden Strukturen (zum Beispiel im Ethikkomitee) bearbeitet werden können.

Zum Abschluss werden die Teilnehmer/-innen befragt, welche Strukturen sie in ihrer Arbeitsumgebung haben, die sie für eine Bearbeitung von ethischen Konflikten nutzen können. Insbesondere im ambulanten Setting, zum Beispiel als niedergelassener Arzt, kann dies eine Herausforderung sein. Sind keine Strukturen vorhanden, kann diskutiert werden, wie diese Ressourcen geschaffen werden können. Fallbesprechungen in einem multidisziplinären Team oder in einem Qualitätszirkel, Beratung durch ein Ethikkomitee oder Teilnahme an einer Balint-Gruppe sind einige der Möglichkeiten, die hierfür genutzt werden können.

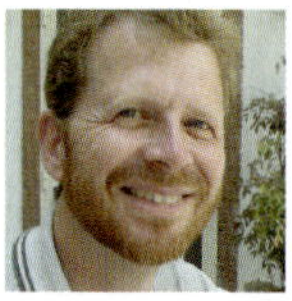

Prof. Dr. **Lukas Radbruch** hat den Lehrstuhl für Palliativmedizin an der Universität Bonn inne und ist Chefarzt des Zentrums für Palliativmedizin, Malteser Krankenhaus Bonn/Rhein-Sieg sowie Präsident der Deutschen Gesellschaft für Palliativmedizin (DGP).

Spiritual Care

Lukas Radbruch

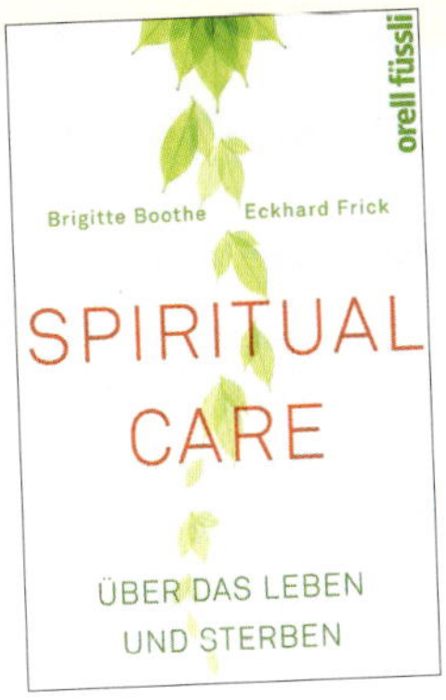

Brigitte Boothe, Eckhard Frick: Spiritual Care. Über das Leben und Sterben. Zürich, Orell Füssli, 188 Seiten

Was genau ist Spiritual Care? Als Palliativmediziner treffe ich immer wieder – und immer öfter – auf diesen Begriff. Mir war aber nicht klar, was genau dieses neue Feld im Gesundheitswesen beinhaltet, wie es sich von der Palliativversorgung abgrenzt oder ob Spiritual Care nicht einfach ein Teil der ganzheitlichen Vorgehensweise in der Palliativversorgung ist, die ja neben der körperlichen, psychischen und sozialen auch die spirituelle Dimension umfassen soll.

Brigitte Boothe (Psychologin und Psychoanalytikerin) und Eckhard Frick (Psychiater, Psychoanalytiker, Priester und von 2010 bis 2015 Professor für Spiritual Care in München) versuchen in ihrem Buch gar nicht so sehr, das Feld zu bestimmen und gegenüber anderen Bereichen abzugrenzen, sondern zeigen eher die Breite des Themas auf. Gerade damit geben sie dem Begriff »Spiritual Care« einen eigenen Platz in der Versorgung von kranken (insbesondere schwerstkranken) Patientinnen und Patienten, aber auch von alten oder verzweifelten Menschen, die nicht an körperlicher Erkrankung leiden, aber dennoch an existenziellen Fragen zu scheitern drohen.

Boothe und Frick definieren Spiritual Care als die spirituelle Hilfe, die alle Mitarbeiter/-innen im Gesundheitswesen gegenüber den von ihnen begleiteten und betreuten Menschen zukommen lassen sollten. Es geht um den Umgang mit Spiritualität (sowohl der eigenen wie der des Anderen) im alltäglichen Handeln.

Die Autoren spannen einen Bogen zwischen religiösen Erwartungen, philosophischen Gedanken und den praktischen (oft wenig religiösen) Erfahrungen. Das erste Kapitel ist mit »Seele und Erzählen« überschrieben und stellt schon damit diesen Bogen fest. Die Autoren haben viele Beispiele aus ihrer Arbeit, von schwerstkranken Menschen in der Palliativversorgung, aber auch von Bewohnern und Bewohnerinnen von Altenheimen oder Menschen mit Suizidwunsch.

Besonders zu danken ist den Autoren, dass sie auch die »dunkle Seite« der Spiritualität nicht ausgrenzen. In ihren Beispielen berichten sie auch von Menschen, die ihre Existenz als Last empfinden, die nicht das Positive in den verbleibenden Möglichkeiten sehen, sondern mit dem Schicksal hadern und auf den Tod warten.

In diesem Zusammenhang ist ein Kapitel zu den Abschiedsbriefen von Suizidanten interessant. Der Wunsch nach einem anderen Leben, aber auch die Unmöglichkeit, diesen Wunsch umzusetzen, kommt in diesen Briefen zum Ausdruck. Als Palliativmediziner, der immer wieder mit Todeswünschen der betreuten schwerstkranken Menschen konfrontiert wird, kann ich aus diesen Briefen und der Art, wie die Autoren sie erläutern, etwas lernen, nämlich einen tiefen Respekt vor den Zielen und Entscheidungen der Betroffenen.

Das Buch schließt mit einem Dialog zwischen den beiden Autoren im letzten Kapitel, in dem noch einmal eindrücklich der Spagat zwischen den philosophischen Überlegungen und der Anwendung in der Praxis gelingt.

Den Autoren ist zu danken für ein gut lesbares Buch, das für jeden Arzt, jede Ärztin, Pflegende und auch jeden anderen Mitarbeitenden im Gesundheitswesen Anregungen bietet zum Nachdenken über seine/ihre eigene Spiritualität wie auch über die Anwendung von Spiritual Care in der täglichen Praxis.

Schlussstücke – Gedanken über Vergänglichkeit und Tod

Ilke Crone

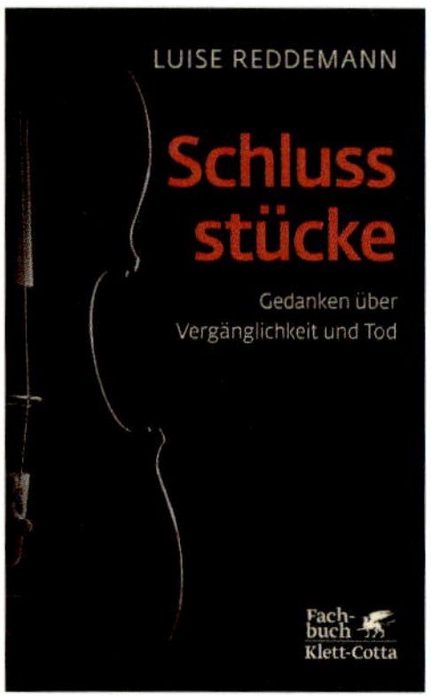

Luise Reddemann: Schlussstücke – Gedanken über Vergänglichkeit und Tod. Stuttgart, Klett-Cotta, 2018, 201 Seiten

Diejenigen, die sich seit vielen Jahren mit der Traumatherapeutin Luise Reddemann beschäftigen, wissen um ihre besondere Vorliebe für klassische Musik und ihre Expertise in diesem Feld. Vor allem Johann Sebastian Bach liegt ihr am Herzen. Für mich war diese Verbindung neu – umso bereichernder ihr neues Buch »Schlussstücke«.

In ihrem sehr persönlich angelegten Buch formuliert die heute 75-Jährige verschiedene Thesen, Überlegungen, Gedanken zu den eher schweren Themen des Lebens, die sich (so die Autorin) insbesondere angesichts der Endlichkeit des Lebens stellen. So werden Verlusterfahrungen, Umgang mit Alter, Vergänglichkeit und Leid, Trauer und Abschied ebenso thematisiert wie Lebensbedrohung, Tod und Furcht.

Reddemann verknüpft musikalische Werke von Bach, Brahms, Schubert und Schostakowitsch mit den jeweils lebensbiografischen Themen der Komponisten und deren Verbindung zu religiösen Botschaften. Sie kommt zu dem Schluss, dass gerade das Erfahren von Schmerz, Leid und Endlichkeit der Komponisten eine besondere Art von Musik hervorzubringen vermag. Und sie vermutet in der Komposition eine Art Botschaft an die Mitwelt – diese versucht sie auf die therapeutische Arbeit zu übertragen. Daraus entstehen an verschiedenen Stellen Kontrapunkte, die, so verstehe ich die Autorin, durchaus in therapeutischen Prozessen wirksam werden. Eine Beschäftigung mit diesen Kontrapunkten kann zu einem tieferen Verständnis (auch) der schweren Momente im Leben unserer Klienten und Klientinnen (aber auch im therapeutischen Prozess) beitragen. So betrachtet, befasst sich Reddemann eben nicht nur mit den Themen Vergänglichkeit und Tod – sondern auch damit, wie Leid und Lebenslust, wie Tod und Leben zusammengehören.

»Schlussstücke« ist explizit kein theoriebasiertes Fachbuch – es lädt dazu ein, innezuhalten, sich zu vergegenwärtigen, sich liebevoll den eigenen Aufgaben zu stellen und ebenso achtsam mit dem Vergänglichen umzugehen. Zum »Werden« gehört »Vergehen« und daraus kann Neues werden. Das Leben besteht eben aus hellen *und* dunklen Momenten und »ein jegliches hat seine Zeit« (Prediger 3,1). Für die therapeutische Arbeit finden sich zahlreiche Anregungen und Hinweise, wie schwere Themen angemessen gerahmt und gewürdigt werden können (und sollten), ohne den Blick auf das Leben (und Lebenswerte) zu verlieren. »Wenn wir uns keine Zeit nehmen für unseren Schmerz, wenn wir uns dem Diktat unterwerfen, ihn wegzulächeln, kann das unserer Seele Schaden zufügen« (S. 182).

Wenn ich beschreiben sollte, wie »Schlussstücke« auf mich wirkt, so würde ich sagen, es betrachtet Leben und Sterben mit liebevoller Güte, tiefgründiger Akzeptanz und menschenfreundlicher Achtsamkeit. Es enthält eine Vielzahl bedeutsamer kleinerer Anregungen und ist geeignet, Trost zu spenden, wenn Angst, Verzweiflung und Endlichkeit um sich greifen. Ein wichtiges Buch – für jedermann und -frau, für Therapeutinnen, Pastoren, Seelsorgerinnen, Mediziner und alle, denen existenzielle Themen am Herzen liegen.

Trauern ist eine Ressource

Marianne Bevier

Trauern als Ressource – das klingt wie eine Provokation. Wie kann so etwas Schweres wie Trauer, wie kann so etwas Leidvolles wie die Auseinandersetzung mit dem Verlust eines geliebten Menschen eine Ressource sein? Verlust, Krise, Abschied – das ist doch eine Qual, eine Last, ein Problem! Wenn jemand einen Verlust erlitten hat, dann ist ihm die Trauer aufgezwungen. Freiwillig begeben sich Menschen nicht auf diesen Weg. Trauer als Ressource wahrnehmen zu sollen, kann für Trauernde wie ein Verrat wirken.

Trauer als Ressource wahrnehmen, können nur Trauernde, die den Weg der Trauer schon gegangen sind, nicht Menschen, die am Anfang der Trauer stehen. Und Menschen, die Trauernde auf ihrem Weg der Trauer begleiten.

Und das Wissen um die heilsame und hoffnungsvolle Kraft der Trauer könnte auch eine Ressource für eine Gesellschaft sein, die trauernde Menschen eher als Unterbrechung und Störung wahrnimmt und das Thema Trauer am liebsten umgeht oder den Fachleuten überlässt.

Trauer ist mehr als ein Gefühl, auch mehr als ein Zustand. Trauer ist die einzig angemessene Reaktion auf den Verlust eines wichtigen Menschen. Keine Reaktion im Sinne einer einmaligen Handlung, sondern ein Geschehen, in dem der Mensch sich selbst ausgesetzt ist, ein Geschehen, in dem alle möglichen Gefühle erlebt werden, Traurigkeit, Dankbarkeit, Wut, Freude, Angst … Trauer ist der einzige Prozess, der hilft, den Verlust zu bewältigen und mit einer neuen Beziehung zu dem verstorbenen Menschen ins Leben zu gehen.

Der trauernde Mensch darf darauf bestehen, dass seine Welt nicht mehr in Ordnung ist, dass er gerade *nicht* normal reagiert, dass er *nicht* die gewohnte Leistung bringt, dass er *nicht* so zugewandt ist … Wer trauert, braucht Zeit. Und zwar *seine* Zeit – nicht die ihm zugemessene, sondern die Zeit, die er braucht. *Es ist normal, nicht normal zu reagieren.*

Im Folgenden gehe ich von einem Trauerprozess aus, der ins Leben führt, nicht von erschwerter oder traumatischer Trauer. Ich möchte Trauer einmal von innen und einmal von außen, unter dem Aspekt der Ressource, betrachten.

Beim Verlust eines geliebten Menschen bricht die Welt, so wie sie ist, zusammen. Nichts ist mehr, wie es war. Es ist wie nach einem Erdbeben, kein Stein steht mehr auf dem anderen. Die Welt hat ihre Ordnung verloren.

Es ist ein schmerzlicher Prozess, die Teile der Welt, die so auseinandergefallen und auseinandergerissen sind, anzuschauen und einen neuen Platz für die einzelnen Teile zu finden, so dass sie wieder ein Ganzes werden. Manches muss aussortiert werden, anderes bekommt seinen Platz an einem anderen Ort.

Von außen betrachtet sehe ich, dass der Trauernde sein Leben neu ordnet. Er beschäftigt sich

Leidfaden, Heft 1 / 2019, S. 89–96, © Vandenhoeck & Ruprecht GmbH & Co. KG, Göttingen, 2019, ISSN 2192–1202

mit seiner Biografie, er beschäftigt sich mit den guten und schweren Tagen, birgt Schätze und entdeckt neue Fähigkeiten. Er schreibt seine Geschichte um, entdeckt eine neue Lebensweise, findet ein neues Selbstbild.

Auch die Biografie des oder der Verstorbenen bekommt einen neuen Stellenwert. In der Trauer geschehen Klärungsprozesse in der Beziehung zum Verstorbenen, die zu Lebzeiten nicht möglich waren und die zu einer neuen, tiefen Bindung verhelfen.

In der Perspektive der Ressource formuliert: Im Trauerprozess bekommt der trauernde Mensch ein neues Verhältnis zu sich selbst und zu dem verstorbenen Menschen. Mit diesem neuen Selbstverständnis wird sein Leben reicher.

Im Trauerprozess verändern sich die sozialen Bezüge. Der trauernde Mensch fühlt sich mit seinem Schmerz allein, egal, wie viele Menschen um ihn herum sind. Und doch ist er in diesem Schmerz auf andere angewiesen. Trauernde machen oft die Erfahrung, dass sie alleingelassen werden von der Umgebung, dass andere Menschen einen Bogen um sie herum machen, nicht aus bösem Willen, sondern aus Hilflosigkeit. Wie gut, wenn da plötzlich andere Menschen auftauchen aus dem Bekanntenkreis, die wissen, was jetzt nötig ist. Wie gut, wenn trauernde Menschen sich in einer Gruppe von anderen Trauernden öffnen können. Im Nachhinein können Trauernde erzählen, wer ihnen gut getan hat und welche neuen Freundschaften sie geknüpft haben.

Zwei Ressourcen von Trauer werden in solchen Erfahrungen deutlich: Neue Beziehungen entstehen, die oft tragfähiger sind als die alten, in denen Gefühle und Geschichten miteinander geteilt werden, ohne bewertet zu werden. Und die Erfahrung des Aufeinander-angewiesen-Seins erweist sich als tragfähig. In unserer Gesellschaft ist Autonomie eine wichtige Größe. Wir müssen die meisten Dinge allein können und wollen sie auch allein meistern. Das ist gut und wichtig. Genauso wichtig ist es zu wissen, dass zum guten Leben auch das Miteinander gehört. Trauernde erfahren dies schmerzlich und oft engagieren gerade diese Menschen sich nach einer Zeit für andere, die ähnliche Erfahrungen haben.

Eine weitere Dimension der Trauer als Ressource zeigt sich in der Spiritualität von Trauer. In der Trauer stellt sich die Frage nach dem Sinn des Ganzen. Die Weltsicht, die vorher getragen hat, zerbricht. Auch die Frage nach Gott wird neu gestellt. Es ist ein zweiter Heimatverlust, nicht nur die äußere Heimat wird infrage gestellt, sondern auch die innere. Auch für Menschen, die nicht an eine höhere Macht glauben, wird der Sinn ihres Lebens brüchig. Das, was bisher Sinn gab, wird überprüft, was nicht mehr trägt, verworfen, was weiterhin gut ist, mitgenommen. Neues wird gefunden.

Die Auseinandersetzung mit dem Sinn und mit Gott ist kein theoretischer Denkprozess, eher ein Suchen und Finden, in dem Rituale und Symbole eine wichtige Rolle spielen. Eine Frau, die gerade ihren Sohn und ihren Vater verloren hat, findet in der Natur immer wieder Zeichen, die ihr Trost geben. Eine Falkenfamilie hat sich in ihrem Dach eingenistet und begrüßt sie am Morgen, im Wald findet sie bei den Tieren Ruhe. Sie findet dort die Ordnung, die sie in sich nicht mehr hat, wieder. Rituale, seien es Abschiedsrituale, Vergebungsrituale, Rituale der Erinnerung, bringen Menschen mit dem Verstorbenen, mit sich selbst, mit den Menschen, die mit ihm leben, und mit dem Grund und der Kraft, aus der er lebt, in Verbindung. Rituale weisen immer über sich hinaus, haben eine spirituelle Dimension und Kraft. In diesen Beobachtungen zeigt sich, dass in der Trauer Spiritualität eine tragende Funktion hat.

Spiritualität ist eine große Ressource für unser Leben, die gerade im Trauerprozess wieder lebendig werden und sich vertiefen kann.

In der Trauerforschung sind sich alle einig, egal, aus welcher Richtung gedacht wird: Trauer ist wichtig, nicht gelebte, verdrängte Trauer macht krank. Was bedeutet, dass Trauer zum Leben hilft. Im Schmerz, im Weinen, im Erinnern, in der Dankbarkeit, in der Wut spüren wir: Wir sind am Leben.

Trauer ist ein Reifungsprozess. Wer tief getrauert und zu einem neuen Leben gefunden hat, ist reifer geworden, sieht die Welt, die Menschen und sich selbst mit anderen Augen. Vielleicht erlebt er auch Gott neu und anders als zuvor.

Ist die Trauer erträglich geworden, stellt sich beim trauernden Menschen oft Dankbarkeit ein. Dankbarkeit, gegenüber dem Leben mit dem Verstorbenen, Dankbarkeit für das, was an Schönem miteinander erlebt wurde, Dankbarkeit für die Menschen, die dabei geblieben sind.

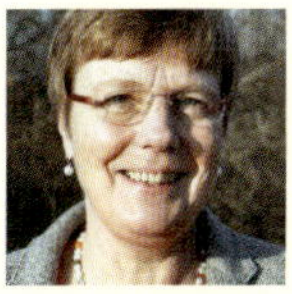

Marianne Bevier, Diplom-Theologin, Pastoralpsychologin, ist Vorsitzende des BVT.

Dem Lebensglück auf der Spur

10 Jahre Qualitätsstandards der Weiterbildung in Trauerbegleitung sind Grund zum Feiern.

Leuchtturmkongress Regenbogenbunt war die dritte Jubiläumsveranstaltung anlässlich des BVT-Jubiläums. Am 12. September 2018 öffneten sich die Türen in der Rohrmeisterei in Schwerte zum Fachkongress unter dem Titel *»Lebens-Glücklich – Was hat das mit Trauer und professioneller Trauerbegleitung zu tun!?«*.

Rund 100 Kongressteilnehmer/-innen konnten netzwerken, eine berührende Kunstausstellung der jungen Trauernden aus dem *Leuchtturm* sehen und beeindruckende Fachvorträge hören. Auch für die Sinne war gesorgt mit der Märchenerzählerin Dr. Michaela Brinkmeier. Sie nahm mit ihrer Sterntalerharfe die Besucher/-innen mit auf eine Reise ins Land der Trostes und schlug den Bogen zum Einsatz von Märchen in der Begleitung von Trauernden. Stefan Bauer, Leuchtturmbotschafter, setzte berührende musikalischen Akzente zwischen den Vorträgen mit Liedern, die von Abschied, Ohnmacht, aber auch Hoffnung und Neubeginn erzählen.

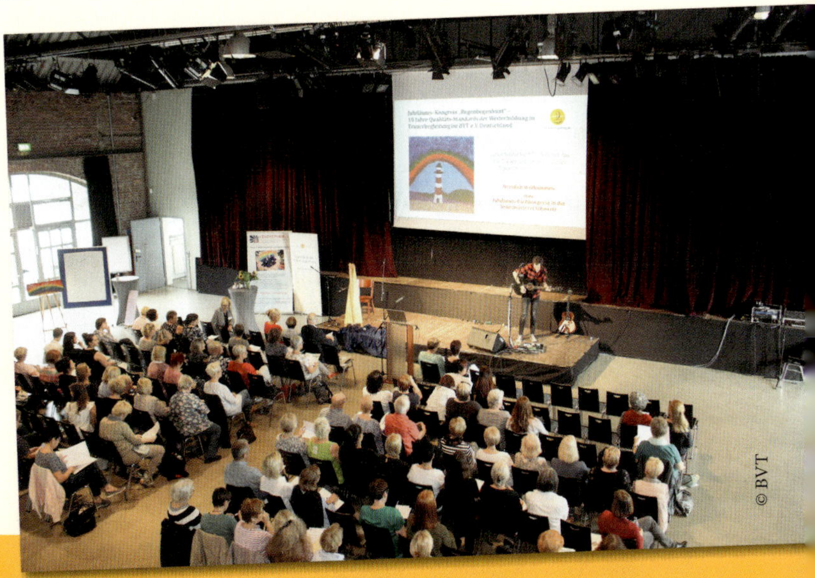

© BVT

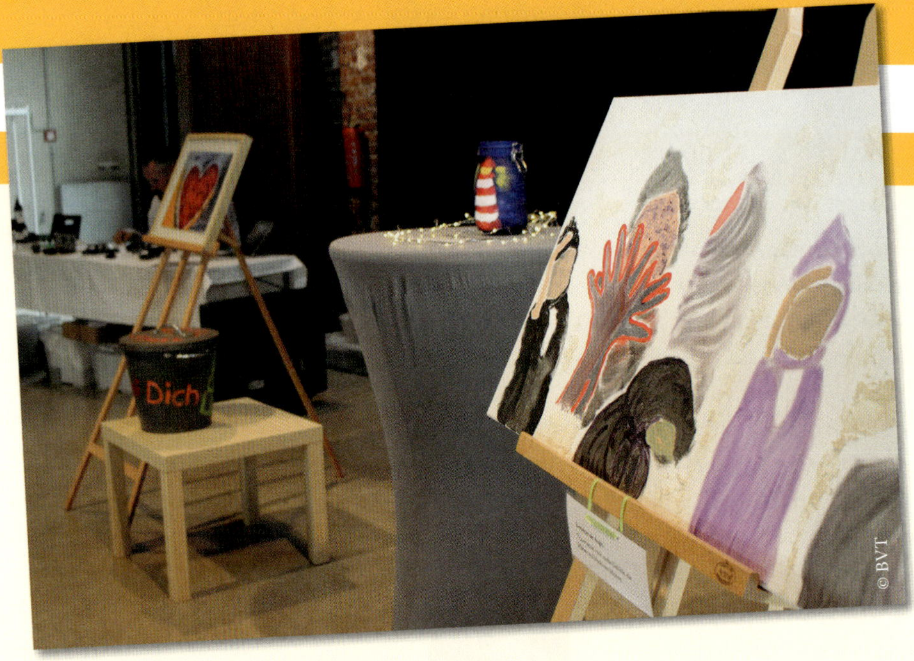

Inhaltlich gefüllt wurde die tolle Atmosphäre des Veranstaltungsorts mit Fachvorträgen, die aus unterschiedlichen Blickwinkeln das Thema aufschlüsselten. Marianne Bevier, die Vorsitzende des BVT, referierte über Trauer als Ressource. Sylvia Hoffmann-Krizanits, Psychoonkologin berichtete anschaulich aus ihrer Arbeit mit Krebskranken und deren Angehörigen. Norbert Mucksch, Vorstandsmitglied des BVT, erschloss in seinem Vortrag die Bedeutung der Versöhnung in der Trauerbegleitung. Ayse Bosse aus Hamburg stellte ihr neues Buch »Einfach so weg. Dein Buch fürs Abschiednehmen, Loslassen und Festhalten« vor, ein interaktives Buch für trauernde Jugendliche zum Lesen, aber auch zum Selbergestalten mit viel Platz für den Ausdruck von Gefühlen. Den schweren Part des letzten Vortrags hatte Dr. Franziska Offermann, Lucera-Unternehmerin und Vorsitzende des VEID (Bundesverband verwaiste Eltern in Deutschland e. V.). Als Yogalehrerin brachte sie das Publikum mit Körperübungen in Schwung und berichtete dann anschaulich über Trauer am Arbeitsplatz.

So unterschiedlich die Beiträge der Referentinnen und Referenten waren, zeigten sie damit, wie individuell und intensiv sich Trauer in alle Lebenswirklichkeiten webt und in allen Lebenskontexten achtsame kompetente Begleiter/-innen braucht.

Die Moderatorin Lucia Carogioiello führte feinfühlig und leicht durchs Programm. Und selbstverständlich konnten sich die Teilnehmer/-innen des Kongresses am Infotisch des BVT über die bundesweite Arbeit informieren, am Büchertisch schmökern, Klangschalen ausprobieren und auch für die kreative Arbeit mit Kindern gab es Nährendes. Extra aus Holland war Richard Hattink mit seinem Legomaterial zum Thema »Trauer« angereist. An seinem Stand hieß es staunen, ausprobieren und auch für die eigene Arbeit erwerben.

Für die Organisation zeigte sich das Team *Leuchtturm e. V. – Beratungszentrum für trauernde Kinder, Jugendliche und Familien* rund um Vorstandsmitglied Walburga Schnock-Störmer verantwortlich. Rundum eine gelungene Veranstaltung!

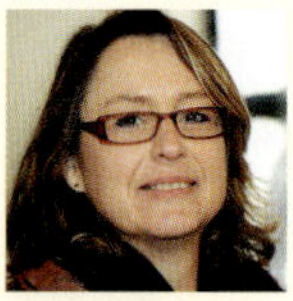

Walburga Schnock-Störmer, Diplom-Religionspädagogin, ist Trauerberaterin und Koordinatorin, Systemische Coachin, Heilpädagogische Spieltherapeutin, Gestalttherapeutin für Kinder und Jugendliche, Traumaberaterin, Gründungsmitglied des BVT e. V. und Koordinatorin bei Leuchtturm e. V.

E-Mail: w.schnock-stoermer@leuchtturm-schwerte.de

»Verlieren – suchen – finden«

Bericht über den Fachtag »Trauer und Demenz« am 26. Oktober 2018 im Pfalzklinikum anlässlich des 10-jährigen Jubiläums der Qualitätsstandards in Trauerbegleitung

Für diesen Fachtag nahmen wir uns eines Themas an, das eher am Rande der Trauerbegleitung steht, und wir haben Menschen in den Blick genommen, die stark von Trauer betroffen sind, deren Trauer aber weder recht gesehen noch anerkannt wird. Der Fachtag fand in Kooperation mit dem Pfalzklinikum in Klingenmünster statt, wo auch der BVT seine Geschäftsstelle hat. Wir haben für die Fachtagung eine außergewöhnliche Räumlichkeit gewählt, nämlich die Kirche des Pfalzklinikums. So war von Anfang neben der medizinischen und psychosozialen Dimension von »Demenz und Trauer« auch die Sinn- und spirituelle Dimension des Themas deutlich.

180 Menschen haben teilgenommen, die aus ganz unterschiedlichen Professionen und Kontexten kamen. Nicht nur Trauerbegleiterinnen und -begleiter, Pflegende und Ärztinnen und Ärzte, Hospizbegleiterinnen und Hospizbegleiter, Seelsorgerinnen und Seelsorger, sondern auch Angehörige und Demenzkranke selbst haben an der Tagung teilgenommen.

Am Vormittag wurden drei Vorträge gehalten, die aus unterschiedlichen Perspektiven das Thema »Trauer und Demenz« miteinander verbunden haben. Dr. Roland Kupper, Gerontopsychiater, Oberarzt und Palliativmediziner, hat in das Thema »Demenz« eingeführt und am Beispiel seines an Demenz erkrankten Vaters anschaulich erzählt, wie Demenzkranke Trauer in Bezug auf ihre Erkrankung ausdrücken und wie sie Trauer um Verstorbene leben.

Carmen Birkholz, Diplom-Theologin und Doktorandin am IFF Wien, sprach über verschiedene Deutungen von Demenz. Ihr war wichtig, neben die medizinische Deutung das Verständnis von Demenz als Trauerprozess zu stellen und Demenz als ein abschiedliches Sein zu verstehen. Ein weiterer zentraler Gedanke von ihr ist, dass das Verhalten der Anderen, etwa von Angehörigen und medizinischem Fachpersonal, einen großen Einfluss auf das Empfinden und Verhalten eines Demenzerkrankten hat. Wird ein Demenzerkrankter wie ein Kind behandelt, verhält er sich auch so, wird er wie ein Erwachsener behandelt, verhält er sich wie ein Erwachsener.

Marianne Bevier nahm die Angehörigen von Demenzerkrankten in den Blick. Das Empfinden und die Trauer von Angehörigen werden wenig wahrgenommen, weil sich die ganze Aufmerksamkeit auf den Kranken richtet. Sie stellte das Konzept der »uneindeutigen Trauer« von Pauline Boss vor. Trauer von Angehörigen von Demenzerkrankten ist so schwierig, weil sie nicht

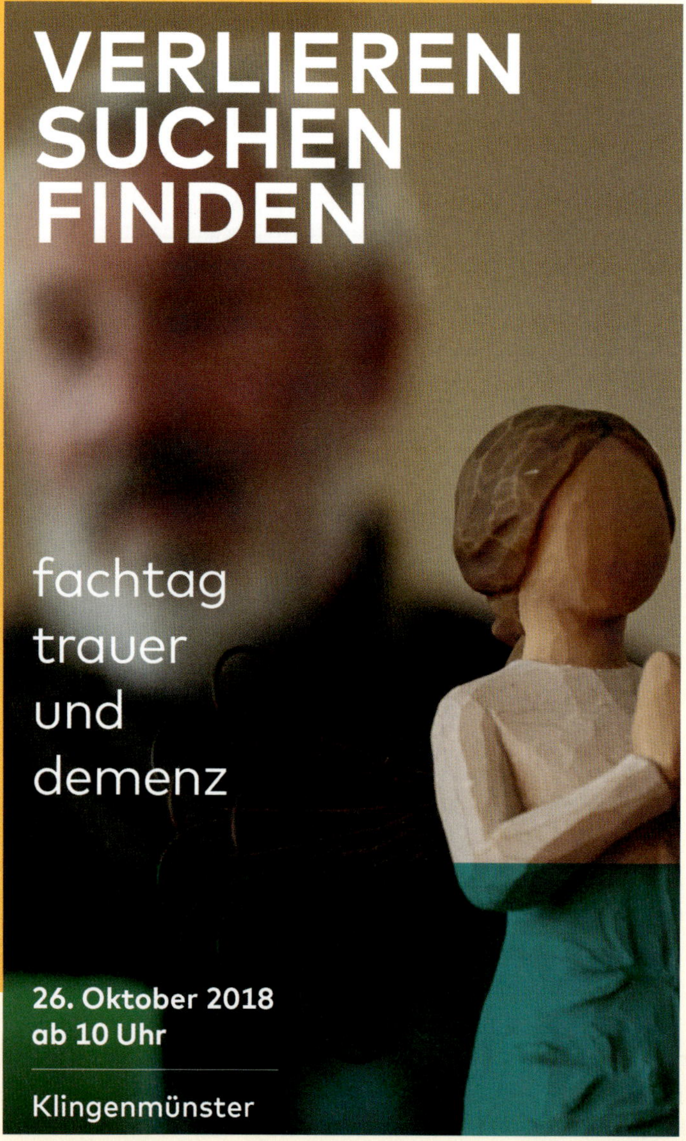
VERLIEREN
SUCHEN
FINDEN
fachtag
trauer
und
demenz
26. Oktober 2018
ab 10 Uhr
Klingenmünster

abgeschlossen werden kann, sondern eher von der Trauer um einen Verlust zur Trauer um den nächsten Verlust übergeht. Uneindeutige Trauer braucht die Haltung des »und«: eine Haltung, die den Erkrankten *und* den Angehörigen gleichermaßen in den Blick nimmt.

Nach einem gemeinsamen Mittagessen wurden elf Workshops zu unterschiedlichen Aspekten des Tagungsthemas angeboten wie etwa zur Frage nach Sinn und Halt, und es wurde mit unterschiedlichen Methoden gearbeitet wie zum Beispiel mit Musiktherapie oder Berichten von Angehörigen.

Zum Abschluss der Tagung wurde das Theaterstück »Du bist meine Mutter« geboten. Der Schauspieler Christian Birka-Flemming schlüpfte im Wechsel in die Rolle einer dementen Mutter und die ihres Sohnes. Trotz aller Tragik arbeitete das Stück von Joop Admiraal auch viele lustige und schöne Momente heraus. Inszeniert wurde das Stück von Hedda Brockmeyer vom »Theater in der Kurve«, Neustadt.

Marianne Bevier, Diplom-Theologin, Pastoralpsychologin, ist Vorsitzende des BVT.

Empathie und Mitgefühl – eine grenzüberschreitende Tagung in Wien

Symposium der Bundesarbeitsgemeinschaft Trauerbegleitung Österreich in erstmaliger Kooperation mit der Leidfaden-Academy des Verlags Vandenhoeck & Ruprecht erfolgreich »über die Bühne gegangen«

Am 15. und 16. November 2018 gehörte die »Bühne« im Kardinal-König-Haus in Wien zwei Tage lang über 200 ganz unterschiedlichen Menschen – verbunden durch ein gemeinsames Ziel: auszuloten, wie eine »herzhafte Balance« (Christian Metz) zwischen (vordergründig) ressourcenschonender Abgrenzung und (auch) Kraft spendender, wirklicher Begegnung in der Trauerbegleitung gelingen kann.

Die Tagungsleiter Christian Metz und Monika Müller haben auch das zum Symposium erschienene, titelgleiche *Leidfaden*-Heft »In Mitleidenschaft gezogen – Empathie und Mitgefühl an der Grenze« herausgegeben, das alle Anwesenden mit der Tagungsmappe ausgehändigt bekamen. Der Großteil der Referentinnen/Referenten und Workshop-Leiter/-innen ist mit einem Artikel in diesem *Leidfaden*-Heft (4/2018) vertreten.

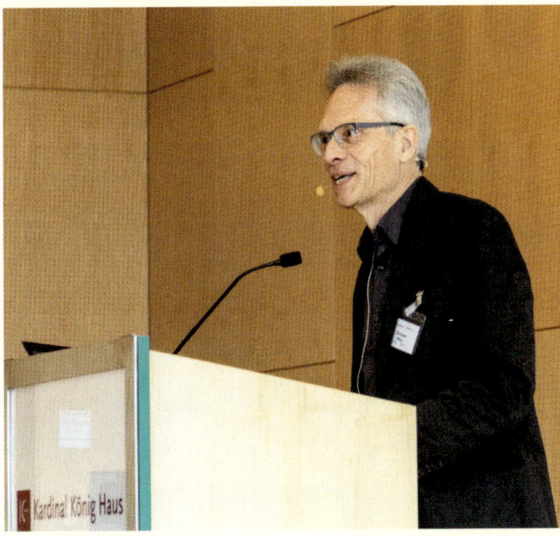

Kardinal König Haus

Dr. Christian Metz

Die Vortragenden und Teilnehmenden aus Österreich, Deutschland und der Schweiz brachten ihre Professionalität, aber auch ihre ganz persönlichen Gedanken, Gefühle und Erfahrungen ein. Vorgestellt wurden theoretische Annäherungen an Begriffe wie Empathie, Mitgefühl und Mitleiden, Vertrauen, Aggression und Erschöpfung.

Neben Betrachtungen von Trauerphänomenen im gesamtgesellschaftlichen Zusammenhang gab es Einblicke in berufliche Praxiserfahrungen, zum Beispiel im Umgang mit Kindern und Jugendlichen, Trauer bei und mit Menschen mit Demenz, am Arbeitsplatz und vieles mehr.

Es wurden die Sinne auf mehreren Ebenen angesprochen und eingebunden: mit Musik, Film, über Körpererfahrung – und Lyrik. Ein Höhepunkt war Erika Pluhar mit ihrer Lesung und dem Vortrag eigener Texte zum Thema Liebe, Verlust und Trauer.

Es gab Angebote, sich einzulassen auf religiöse Vorstellungen und Rituale, auf soziologische Analysen, auf Gedanken zur Transzendenz – und auf Überlegungen zum Verhältnis von schwarzem Humor und Empathie.

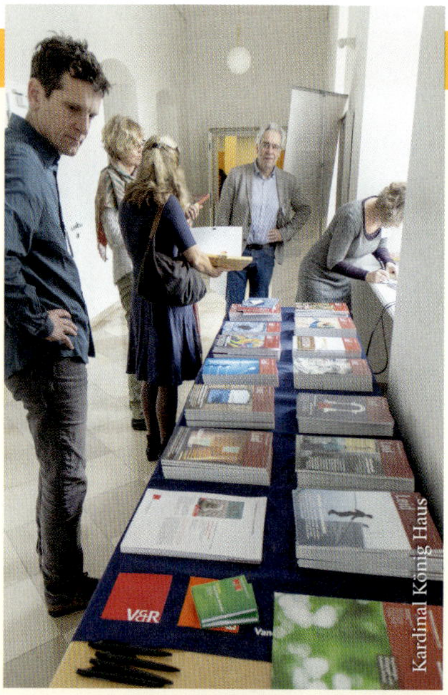

Verlagsstand mit Leidfaden-Heften

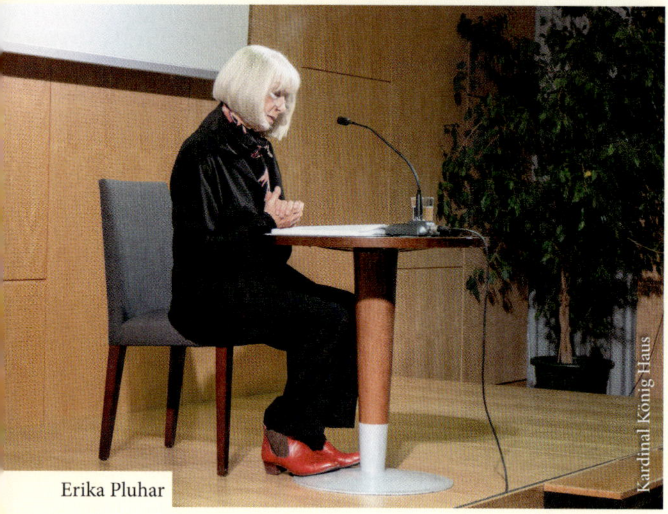

Erika Pluhar

Workshop-Impression

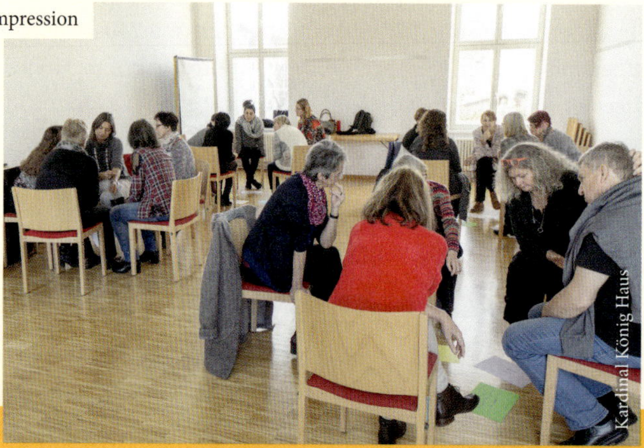

Sehr wichtig war die Podiumsdiskussion mit Vertreterinnen des »Young Widow_ers Dinner Club«: Junge Frauen und Männer mit ihren eigenen Verlusterfahrungen treffen sich regelmäßig zu einem gemeinsamen Ausgehen in verschiedenen guten Lokalen in Wien. Zusammenkommen, reden, Gutes trinken, Feines speisen, traurig sein, aber auch lachen und feiern dürfen im öffentlichen Raum – sich gerade nicht in abgeschiedene Nebenzimmer zu ducken – ist die Devise.

Die Bundesarbeitsgemeinschaft Trauerbegleitung Österreich (BAT) gibt es seit 2013. Vertreten sind darin die großen Organisationen, die in Österreich bundesweit in der Trauerbegleitung und der Ausbildung von Trauerbegleiterinnen und Trauerbegleitern tätig sind. Das Symposium markierte auch die turnusgemäße Übergabe des Vorsitzes der BAT, dieses Mal von der Caritas der Erzdiözese Wien an das Österreichische Rote Kreuz, welches für die nächsten zwei Jahre diese Rolle übernehmen wird. Symbolisch wurde dies durch die Übergabe der »Seerose« in Filz durch Barbara Filek (Caritas Wien) an Dr. Werner Kerschbaum (Österreichisches Rotes Kreuz) vollzogen.

Zudem bot die Veranstaltung einen Rahmen für die Verabschiedung von Poli Zach-Sofaly, Begründerin der Kontaktstelle Trauer in der Caritas Wien und jahrzehntelange Vorkämpferin im Bereich Hospiz und Trauerbegleitung, aus ihrer bisherigen verantwortlichen Rolle. Als Expertin wird sie der BAT weiterhin zur Verfügung stehen.

Weitere Informationen zur BAT und zum Symposium gibt es unter: www.trauerbegleiten.at

Für die Bundesarbeitsgemeinschaft Trauerbegleitung:
Mag.ª Claudia Gröschel-Gregoritsch

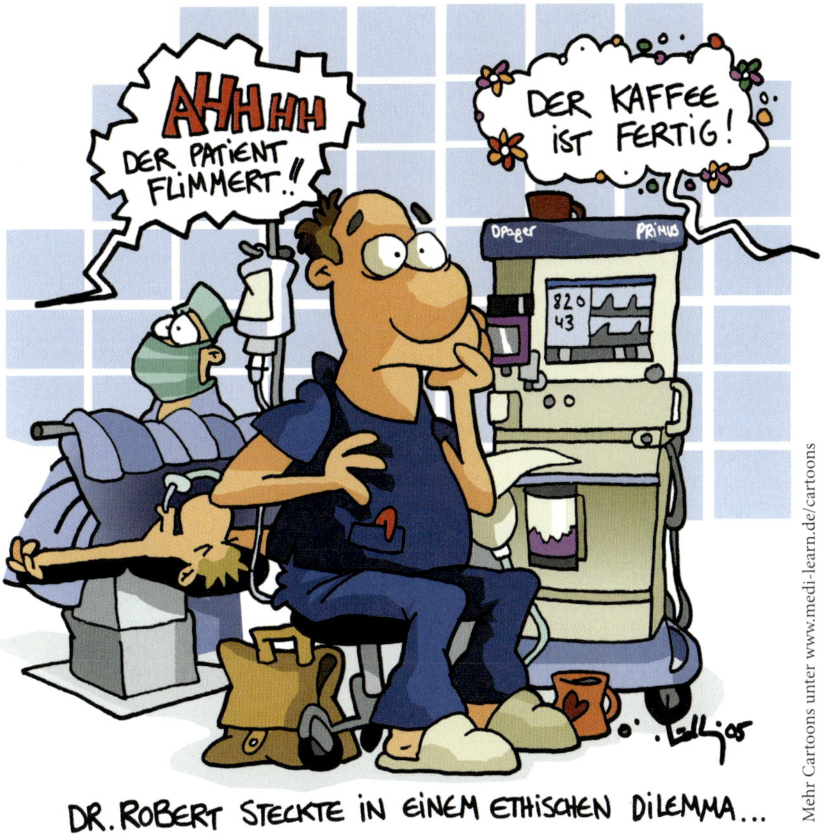
AHHHHH
DER PATIENT FLIMMERT..!!
DER KAFFEE IST FERTIG!
Dräger
PRIMUS
820
43
DR. ROBERT STECKTE IN EINEM ETHISCHEN DILEMMA…

Mehr Cartoons unter www.medi-learn.de/cartoons

Vorschau Heft 2 | 2019

Thema: Kommunikation

Zur hilfreichen Kommunikation nach traumatischen Krisen

Reden über Schmerz – Wörter und Bilder finden

Gebet als Kommunikation

Kommunikation im Krankenhaus
Hinderliche und förderliche Strukturen und Prozesse

Focusing als Kommunikationsmethode

Kommunikation in der Paarbeziehung bei Krebserkrankung

Kommunikation mit Menschen mit neurologischen Störungen

»Sag es mit Blumen«

u. a. m.

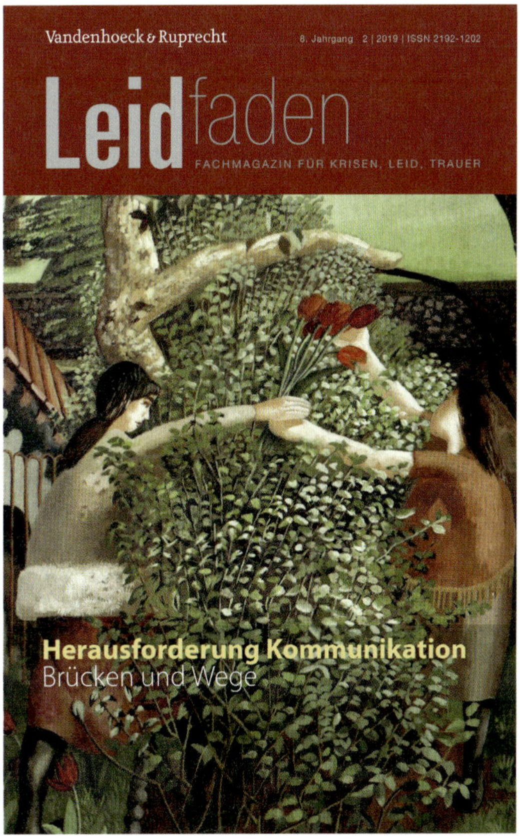
Vandenhoeck & Ruprecht
8. Jahrgang 2 | 2019 | ISSN 2192-1202
Leidfaden
FACHMAGAZIN FÜR KRISEN, LEID, TRAUER
Herausforderung Kommunikation
Brücken und Wege

Impressum

Herausgeber/-innen:
Monika Müller M. A., KAB-Ring 22, D-53359 Rheinbach
E-Mail: vr-leidfaden@monikamueller.com

Prof. Dr. med. Lukas Radbruch, Zentrum für Palliativmedizin,
Von-Hompesch-Str. 1, D-53123 Bonn
E-Mail: Lukas.Radbruch@malteser.org

Dr. phil. Sylvia Brathuhn, Frauenselbsthilfe nach Krebs e. V.,
Landesverband Rheinland-Pfalz/Saarland e. V.
Schweidnitzer Str. 17, D-56566 Neuwied
E-Mail: Brathuhn@t-online.de

Dr. Dorothee Bürgi (Zürich), Prof. Dr. Arnold Langenmayr (Ratingen), Dipl.-Sozialpäd. Heiner Melching (Berlin), Dr. Christian Metz (Wien), Dipl.-Päd. Petra Rechenberg-Winter M. A. (Hamburg), Dipl.-Psych. Margit Schröer (Düsseldorf), Prof. Dr. Reiner Sörries (Erlangen)

Bitte senden Sie postalische Anfragen und Rezensionsexemplare an Monika Müller, KAB-Ring 22, D-53359 Rheinbach

Redaktion:
Ulrike Rastin M. A. (V. i. S. d. P.),
Verlag Vandenhoeck & Ruprecht GmbH & Co. KG,
Robert-Bosch-Breite 6, D-37079 Göttingen,
Tel.: 0551-5084-423, Fax: 0551-5084-454
E-Mail: ulrike.rastin@v-r.de

Bezugsbedingungen:
Leidfaden erscheint viermal jährlich mit einem Gesamtumfang von ca. 360 Seiten. Bestellung durch jede Buchhandlung oder beim Verlag. Jahresbezugspreis € 70,00 D / € 72,00 A. Institutionenpreis € 132,00 D / € 135,80 A / SFr 162,00, Einzelheftpreis € 20 D / € 20,60 A (jeweils zzgl. Versandkosten), Online-Abo inklusive für Printabonnenten. Preisänderungen vorbehalten. Die Bezugsdauer verlängert sich jeweils um ein Jahr, wenn nicht eine Abbestellung bis zum 01.10. erfolgt.

Verlag:
Vandenhoeck & Ruprecht GmbH & Co. KG, Theaterstr. 13,
D-37073 Göttingen; Tel.: 0551-5084-40, Fax: 0551-5084-454
www.vandenhoeck-ruprecht-verlage.com

ISSN 2192-1202
ISBN 978-3-525-40665-6
ISBN 978-3-647-40665-7 (E-Book)

Umschlagabbildung: Margit Schröer

Anzeigenverkauf: Anja Kütemeyer, E-Mail: anja.kuetemeyer@v-r.de

Bestellungen und Abonnementverwaltung:
HGV Hanseatische Gesellschaft für Verlagsservice mbH,
Servicecenter Fachverlage, Holzwiesenstr. 2, D-72127 Kusterdingen;
Tel.: 07071-9353-16, Fax: 07071-9353-93,
E-Mail: v-r-journals@hgv-online.de

Gestaltung, Satz und Lithografie: SchwabScantechnik, Göttingen
Druck und Bindung: Beltz Grafische Betriebe, Bad Langensalza

Printed in Germany